BALARUC-LES-BAINS

AU POINT DE VUE

DE

SES INDICATIONS THÉRAPEUTIQUES

PAR LE Dr Adrien PLANCHE

Médecin-inspecteur des eaux thermales de Balaruc; — Médecin de l'hôpital thermal civil et militaire de cette station; — Membre correspondant de la Société d'Hydrologie médicale de Paris; — Membre correspondant de la Société des Sciences, des Lettres et Arts de l'Aveyron; — Membre de la Société médicale d'Émulation de Montpellier; — Ancien Interne des hôpitaux civils de Lyon, etc., etc.

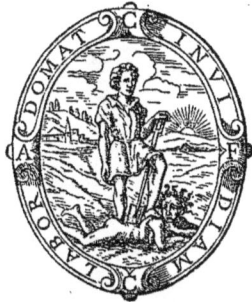

MONTPELLIER
C. COULET, libraire-éditeur
Libraire de la Faculté de Médecine et de l'Académie des Sciences et Lettres
Grand'-Rue, 5.

PARIS
A. DELAHAYE
libraire-éditeur
Place de l'École-de-Médecine.

1877

BALARUC-LES-BAINS

AU POINT DE VUE

DE SES INDICATIONS THÉRAPEUTIQUES

BALARUC-LES-BAINS

AU POINT DE VUE

DE

SES INDICATIONS THÉRAPEUTIQUES

PAR LE Dr ADRIEN PLANCHE

Médecin inspecteur des eaux thermales de Balaruc; — Médecin de l'hôpital
thermal civil et militaire de cette station; — Membre correspondant de la
Société d'Hydrologie médicale de Paris; — Membre correspondant de la
Société des Sciences, des Lettres et Arts de l'Aveyron; — Membre de la Société médicale d'Émulation de Montpellier; — Ancien Interne des hôpitaux
civils de Lyon, etc., etc.

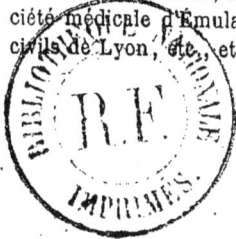

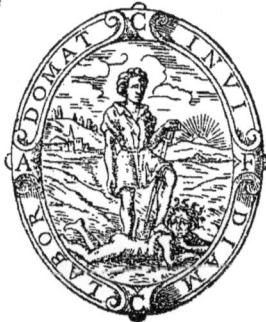

MONTPELLIER
C. COULET, libraire-éditeur
Libraire de la Faculté de Médecine et de l'Académie des
Sciences et Lettres
Grand'-Rue, 5.

PARIS
A. DELAHAYE
libraire-éditeur
Place de l'École-de-Médecine.

1877

OUVRAGES DU MÊME AUTEUR

En vente

A Montpellier, chez C. COULET, libraire-éditeur
A Paris, chez A. DELAHAYE, libraire-éditeur

1° *Des Affections sécrétantes du Cuir chevelu chez les Enfants* (Thèse inaugurale , 1865).

2° *Exposer et Apprécier l'état actuel de la Science sur la Nature et le Traitement des Maladies syphilitiques* (1869). — In-8°, de 152 pages......................... 2 fr. 50 c.

3° *Apprécier l'influence des Travaux modernes sur la Connaissance de la Fièvre. — Exposer les Applications thérapeutiques qui en découlent* (1872). — In-8°, de 68 pages...... 2 fr.

4° *Études sur les Eaux Minérales de Sylvanès* (1875). — In-8°, de 238 pages................................. 3 fr.

Montpellier, Typographie de Pierre GROLLIER, rue du Bayle, 10.

AVANT-PROPOS

En offrant ce travail au monde médical, je n'ai pas la prétention de donner un livre complet sur les *Eaux minérales de Balaruc-les-Bains;* mon rôle est beaucoup plus modeste. Placé par la confiance de l'Administration à la tête d'une station thermale de premier ordre, chargé seul du service médical de l'hôpital civil et militaire qui se trouve auprès de ces thermes, je comprends toute la responsabilité qui m'incombe, et le seul but que je poursuis actuellement est de poser les indications thérapeutiques auxquelles répond l'usage de l'eau thermale de Balaruc. C'est un chapitre d'un ouvrage complet, que je me propose de publier plus tard. C'est *le chapitre des indications thérapeutiques.* Quoique Balaruc ait rendu de signalés services, le nombre des médecins qui ont écrit sur cette station thermale n'est pas très-considérable. Le plus ancien ouvrage que nous possédions sur Balaruc est celui de Nicolas Dortoman , professeur de l'Université de Médecine de Montpellier en 1759. Plus tard, en 1773, le docteur Farjon fait paraître une brochure qui a pour titre : *Essai sur les eaux thermales de Balaruc*, où l'on assigne leurs vertus, la manière dont on les emploie , les préparations nécessaires avant leur usage et les maladies auxquelles elles sont utiles. L'an VIII, le citoyen Pouzaire fait paraître son *Traité analytique et Observations pratiques sur les eaux minérales de Balaruc*, contenant l'origine et la découverte de ces eaux thermales , leur nature et leur analyse, leurs propriétés et la manière d'en user, avec certain nombre d'observations de guérisons merveilleuses opérées par ces mêmes eaux. En 1839 , M. le docteur Rousset publia son premier opuscule sur les eaux thermales de Balaruc-les-Bains , comprenant l'état actuel de l'établissement; des divers modes d'administration des eaux de Balaruc et de leur puissance virtuelle. En 1844, le même auteur nous donne le compte rendu des paralysies , des affections paralytodées , impotences , etc., etc., observées et traitées dans l'établissement thermal de Balaruc. En 1857, M. le docteur le Bret ,

alors médecin inspecteur de cette station thermale,
ayant eu à traiter à la suite de la glorieuse campagne
de Crimée un grand nombre de soldats malades, fit
paraître un excellent mémoire sur le scorbut de l'armée d'Orient, observé et traité à l'hôpital thermal de
Balaruc. M. le docteur Crouzet, mon prédécesseur médiat, qui a su pendant longtemps attirer sur lui l'attention de l'Académie de Médecine pour ses très-remar-
quables rapports annuels sur l'usage de l'eau de Balaruc,
n'a pas encore fait paraître le fruit de sa vaste érudition
et de ses études consciencieuses et incessantes sur l'eau
de Balaruc. Espérons, pour les progrès de la science
hydrologique, que cet éminent praticien comblera
bientôt cette lacune. Qu'il me soit ici permis de le
remercier publiquement des témoignages de sympathie
qu'il n'a cessé de me prodiguer et des excellents conseils
qu'il n'a cessé de me donner. Grâce à sa bienveillance,
j'ai pu largement puiser dans ses notes encore inédites ;
j'ai pu compulser les nombreuses observations prises
à Balaruc depuis l'année 1844 jusqu'à nos jours. J'ai
pu ainsi me faire une opinion et la bien établir sur des
observations prises par mes éminents prédécesseurs :
MM. de Laurès, Cornac, le Bret, Crouzet. J'ai pu
ainsi continuer la série non interrompue des observa-

tions prises par les inspecteurs de cette station thermale, depuis cette époque jusqu'à nos jours. Enfin, pour compléter la liste des auteurs qui ont écrit sur Balaruc, citons le travail de M. l'abbé Bousquet (1874), qui présente un intérêt tout particulier, au point de vue archéologique seulement.

Balaruc a longtemps joui d'une très-grande réputation, et les malades qui accouraient auprès de ces thermes étaient bien plus nombreux autrefois qu'aujourd'hui. Les causes des maladies heureusement traitées à Balaruc sont cependant peut-être plus nombreuses aujourd'hui. Pour éviter des dépenses, quelquefois très-considérables, de loyer dans les grandes villes, ne voit-on pas une foule de gens se loger dans des quartiers resserrés, dans des appartements petits et étroits, où le jour et la lumière sont parcimonieusement donnés ? Cet encombrement dans ces quartiers froids et humides, souvent malsains; une nourriture pauvre, misérable, en rapport avec le logement ; avec cela un travail quelquefois pénible et fatigant, toutes ces causes réunies ou isolées ne favorisent-elles pas les manifestations de la scrofule ? Le genre de vie actuel des classes aisées, la bonne chère, la spéculation qui a pris de nos jours de si grandes proportions , les

déceptions sans nombre qui assaillent ceux qui se
livrent aux affaires industrielles et commerciales; le
désir effréné d'arriver très-rapidement à la fortune,
aux honneurs, et très-souvent suivi d'insuccès : toutes
ces causes ne favorisent-elles pas souvent les congestions, les apoplexies cérébrales? Serait-ce par ha-
sard parce que les propriétés thérapeutiques de ces
eaux auraient diminué, ou bien parce qu'on se serait
aperçu de nos jours qu'elles ont été autrefois exagé-
rées, ou bien, enfin, parce qu'on aurait trouvé actuellement des sources dont les vertus curatives seraient
supérieures à celles de Balaruc? Non certainement,
les eaux de Balaruc sont aujourd'hui ce qu'elles étaient
autrefois, et leur usage sagement ordonné est suivi
de nos jours des mêmes résultats. Elles peuvent
avantageusement lutter avec toutes les eaux de leur
classe, et remplacer toutes les eaux thermales de
l'Allemagne autour desquelles on a fait un grand
renom depuis quelque temps. Après les néfastes évé-
nements de 1870, pourquoi des cœurs vraiment fran-
çais iraient-ils demander aux sources de l'Allemagne
et à leurs établissements des guérisons que les eaux
de France peuvent leur procurer? Si le nombre des
malades qui fréquentent Balaruc est moins considé-

rable de nos jours qu'autrefois, cela tient à ce qu'auprès de cette station thermale on n'a rien sacrifié au luxe et au plaisir ; on n'y trouve pas , en effet, des bals , des casinos, des cafés-concerts , et nous sommes ainsi faits que nous sacrifions quelquefois au luxe et au plaisir les chances de guérison que nous offre tel ou tel établissement balnéaire.

Il ne faudrait pas croire , cependant, que l'on n'a rien fait à Balaruc pour l'agrément du baigneur ; on y a créé un parc assez vaste, où les malades peuvent rester toute la journée à l'abri du soleil, en face du magnifique étang de Thau , sur lequel on peut faire, le soir, de délicieuses promenades. Les grands travaux que l'on a faits à Balaruc portent surtout sur la partie balnéaire de l'établissement. Sous la direction de M. Jules François , inspecteur-général des mines , on a construit à neuf les piscines, les salles de douches. Les cabinets de bains sont vastes et spacieux , qualités indispensables dans un établissement dans lequel on ne traite , en général , que des malades dont il faut ménager la susceptibilité cérébrale. Une autre cause du délaissement dans lequel se trouve Balaruc, c'est qu'il n'y a pas un livre moderne pour rappeler à l'attention des médecins cette station thermale, et

pour leur rappeler surtout les indications thérapeutiques auxquelles elles répondent. Au moment de l'ouverture des saisons thermales, les malades s'empressent
de consulter leur médecin pour savoir auprès de quelle
station minérale ils doivent se rendre pour confirmer
le traitement suivi pendant le reste de l'année, et si
les médecins ordonnent moins Balaruc, c'est qu'ils
sont moins familiarisés, de nos jours, avec le nom et
les vertus thérapeutiques de cette antique station. Rien
ne les leur rappelle, ni monographie moderne, ni ar-
ticles de journaux. C'est donc pour attirer l'attention
de nos confrères sur nos eaux minérales et pour bien
rappeler les indications thérapeutiques auxquelles elles
répondent, que je fais paraître ce travail. Voilà mon
but. Quelle voie ai-je suivie pour arriver à ce résultat ? La voici :

J'ai étudié avec soin l'action physiologique de l'eau
de Balaruc, j'ai appliqué ces données à un groupe de
maladies qui présentent des indications thérapeutiques
en rapport avec elles. Il ne m'a pas été difficile alors
de constater que ces eaux devaient être très-heureusement employées contre les paralysies, les atrophies
musculaires, l'ataxie, les scrofules, etc. L'analyse
clinique et l'étude analytique des actions physiologique

et thérapeutique sont tombées d'accord avec l'ancienne réputation de cette station thermale.

Depuis l'occupation romaine jusqu'à nos jours, il n'y avait à Balaruc qu'une source thermale, qui a fait la fortune et la réputation de la contrée. A la suite de démêlés survenus entre le propriétaire actuel et certains habitants du pays, la bonne harmonie qui régnait entre eux a cessé d'exister. C'est alors que la Commune fit creuser le puits communal, qu'elle afferme pour la somme de deux cents francs l'an. L'autorisation provisoire d'exploiter cette source date de l'année 1869. Les premiers travaux pour la construction de ce puits commencèrent en décembre 1867, et l'eau fut administrée gratuitement jusqu'au moment où l'autorisation ministérielle fut donnée. La profondeur du puits est de $3^m,70$. Sa largeur moyenne est de $2^m,25$. L'orifice a environ 44 centimètres. L'analyse chimique de l'eau faite par M. Chancel date de la fin de l'année 1868.

Plus tard, M. Bidon, industriel du pays, voulut aussi avoir sa source d'eau minérale et la trouva dans un terrain vague qu'il possède à Balaruc; il fit construire un établissement sur le lieu même. L'autorisation ministérielle fut signée le 4 octobre 1873 et fut signifiée au maire de la Commune le 17 du même mois. Ce n'est donc que du 1er mai 1874 que date l'exploitation légale de cette source. On a fait l'analyse de ces différentes eaux, et MM. Béchamp et Chancel ont trouvé qu'elles ressemblent à l'ancienne source, au point de vue de leur minéralisation, quoique leur température fût, pour celle du puits communal, de 24°; de la source Bidon, de 19° à 20°, et de l'ancienne source de 47°,5 à 48° centigrades.

L'analyse chimique, quelque importante qu'elle soit, ne saurait être l'indice absolu de l'action physiologique et surtout thérapeutique d'un agent aussi complexe qu'une eau minérale. Elle dissocie les éléments minéralisateurs; mais après avoir effectué leur isolement, elle est, le plus souvent, impuissante à indiquer le mode de combinaison préexistant.

Si, comme le prétendent certaines gens intéressés, l'eau thermale de l'ancienne source perd de ses propriétés quand on la fait refroidir pour tempérer, dans les bains, la chaleur native de l'eau minérale, alors que doivent perdre les autres sources pour descendre à la température qu'elles ont à leur point d'émergence, si elles proviennent, toutefois, de la même source que l'ancienne.

De deux choses l'une, l'eau des nouveaux puits

provient de la même source que l'ancienne, et alors
il n'y a aucun profit pour la science et les malades
à ce qu'on multiplie le nombre de ces sources. Le
débit de l'ancienne est assez considérable pour suffire
bien au-delà à tous les besoins du service. Rappelons-
nous que journellement la source ancienne déverse
100,000 litres d'eau thermale dans l'étang de Thau.

L'eau de ces puits n'a pas la même origine, et alors,
avant d'en fixer les propriétés, il faut tout attendre du
temps et de l'expérience clinique. Le désir immodéré
qu'ont certains industriels du pays à pouvoir conclure,
sans base sérieuse, de la ressemblance chimique,
l'identité d'origine et de l'action thérapeutique de
toutes ces eaux, ne prouve qu'une seule chose, c'est
que l'efficacité de l'eau thermale de la source ancienne
est incontestable.

Tout ce que j'ai dit dans mon travail doit donc se
rapporter à la source ancienne, *la seule* dont les
actions physiologique et thérapeutique m'ont été clairement démontrées par le grand nombre de malades
que j'ai eu à traiter par ces eaux, soit à l'établissement, soit à l'hôpital; *la seule* dont l'usage prolongé
pendant plusieurs siècles a rendu de très-grands services, et qui a fait la célébrité du nom de Balaruc.

On se rend à Balaruc en voiture particulière, en partant de Montpellier ; le trajet s'effectue en deux heures et demie. On peut aussi prendre le chemin de fer jusqu'à Cette ; là, on trouve un service de bateaux à vapeur très-bien organisé, qui trois fois par jour fait le service de l'étang de Thau en touchant à Balaruc. La traversée s'effectue en un quart d'heure environ.

BALARUC-LES-BAINS

AU POINT DE VUE

DE

SES INDICATIONS THÉRAPEUTIQUES

——oo°o°oo——

CHAPITRE PREMIER.

Historique. — Situation de la station thermale de Balaruc. — Saisons
balnéaires. — Leur durée. — Aménagements. — Hôpital.

Balaruc était une station thermale dès les premiers
siècles du Christianisme. Il suffit d'en fouiller le sol
pour y découvrir des débris de poteries, des médailles
de bronze ou des monnaies d'argent. On a même trouvé
un fragment d'*ex voto* du proconsul Gemellus de la
seconde légion qu'Auguste cantonna à Orange, l'an de
Rome 740. — Cette pierre est très-bien conservée ;
elle est placée sur la façade d'une ancienne maison,
près de l'église romane, qui, de nos jours, ne sert
plus au culte.

Item. Trib. Leg. II.
Gemelli, proc.
Neptuno. et. N.

2

Si l'histoire locale ne garde aucun souvenir des Romains, comment douter du cas qu'ils devaient faire de ces eaux chaudes, eux qui ne vivaient qu'au cirque et aux thermes, et dont le puissant génie se révèle surtout dans les amphithéâtres et les aqueducs? A Balaruc, ils avaient dû construire un magnifique établissement, dont il ne reste qu'une piscine entièrement recouverte de marbre blanc. Il fallait que ces thermes fussent bien fréquentés pour qu'on eût jugé nécessaire l'inscription citée plus haut. « La pierre sur laquelle elle est gravée a 35 centimètres de longueur sur 20 de largeur.... Le mot *item* donne clairement à entendre que ce n'est là qu'un fragment d'une plus longue inscription, c'est l'opinion très-juste de M. Creuzé de Lesser (1), qui fait à ce propos la remarque suivante : Cette inscription, qui semble prouver que les eaux thermales du lieu n'étaient pas inconnues des Romains, est sans doute un *ex voto* du proconsul Gemellus. On sait qu'Auguste plaça la seconde légion à Orange, qui en conserva l'épithète *(Arausio secundanorum)*, un peu avant l'an de Rome 740; c'est donc vers cette époque que l'on peut fixer la date de cette inscription (2). » Une autre preuve aussi concluante, c'est qu'en 1857, en construisant les fondements du mur d'enceinte du Parc, on trouva dans les tranchées

(1) CREUZÉ DE LESSER. — *Statistique du département de l'Hérault*, 1824, p. 228.

(2) Abbé BOUSQUET, ancien Curé de Balaruc-les-Bains. — *Notice et précis historique sur Balaruc-les-Bains et ses sources thermales*, 1874, p. 10.

des tuyaux de plomb posés sur un lit de mortier très-solide et qui portent encore le nom du fondeur : COL. AVG. NEM. TIBERINUS. FF. SF. Parmi ces tuyaux, les uns, d'un diamètre plus considérable, devaient être destinés à porter l'eau prise dans la source de l'Isanka, située à quelques kilomètres de la station ; les autres, plus petits, devaient distribuer l'eau dans les villas qu'avaient fait construire les familles riches. On le voit, la provenance de ces tuyaux ne saurait être contestée ; nom du fondeur, titres de fabrique, rien n'y manque. C'est là un guide on ne peut plus propre à mettre au grand jour et à fixer parfaitement l'histoire, révélée par les découvertes successives faites dans un cercle de quatre kilomètres environ de diamètre (1).

Avec l'invasion des barbares, la ville balnéaire perdit sa raison d'être. Les Goths et les Sarrasins ignoraient le luxe et le confortable de la civilisation romaine. Ce séjour en eût d'ailleurs été trop périlleux, puisqu'elle était sans rempart, exposée aux incursions des pirates. La population émigra sur un coteau voisin, comme celle de Maguelone à Substantion ; et Balaruc-le-Vieux ou le Haut devint un véritable *Castrum*, avec une enceinte crénelée, un donjon au sommet et une église romane dont il reste encore de précieux vestiges.

Pendant le moyen-âge, tout le pays dépendit des comtes de Maguelone, de Substantion et de Melgueil.

(1) L'Abbé BOUSQUET. — *Ibid.*

Les comtes de Maguelone, Goths d'origine, dépendaient d'Ansemond, qui livra la Septimanie à Pépin le Bref en 752 (1). En 1085, le comte Pierre, neveu de saint Benoît d'Aniane, et sa femme Almadis, sœur des comtes de Toulouse et de Saint-Gilles, firent hommage de leur fief à Grégoire VII, qui délégua les Évêques de Maguelone pour représenter les papes comme suzerains temporels (2), ce qui explique la juridiction épiscopale sur le bourg de Balaruc.

Raymond VI, comte de Toulouse, ayant épousé Ermensinde Pelet, arrière petite-fille et unique héritière des comtes de Melgueil, Balaruc fut érigé en fief en faveur du légiste Gui, Cap de Porc. Béatrix, sa veuve, le vendit pour 19,000 sous melgoriens au roi d'Aragon Jacques 1er, qui était seigneur de Montpellier. Les évêques de Maguelone ne tardèrent pas à le racheter en 1244, quelques années après l'acquisition du comté de Melgueil (3).

Il était difficile que le changement de maîtres ne provoquât pas des regrets et des résistances. Pour prévenir toute hostilité, les prélats eurent le mérite d'accorder spontanément des franchises qui firent bénir leur domination. Ainsi, l'évêque Guillaume Christol

(1) GERMAIN, doyen de la Faculté des lettres de Montpellier. — *Études historiques sur les comtes de Maguelone, de Substantion et de Melgueil,* 1854.

(2) Le même. — *Maguelone sous ses évêques et ses chanoines,* 1869.

(3) Voir la bulle d'Innocent IV, du 14 juin 1244, à l'abbé Saint-Paul de Narbonne et au précenteur de Béziers, dans le cartulaire de Maguelone. Reg. F. fol. 50, v°. — *Ap.* GERMAIN. — *Priviléges et franchises de Balaruc.* — *Mémoires de la société d'archéologie de Montpellier.* 1863.

inféoda aux consuls de Balaruc divers territoires (1).
Bérenger de Frédol leur octroya deux chartes pour
les exempter de certaines servitudes (2). L'autorité
des Évêques n'était plus que nominale , quand elle dis-
parut enfin devant le pouvoir de la monarchie. Balaruc-
le-Haut avait eu sa raison d'être au temps de la féoda-
lité ; avec le développement de la prospérité publique,
Balaruc-les-Bains reprit sa prépondérance. Dès le
commencement du XVIᵉ siècle , le chapitre de Maguelone avait cédé la *locatairie* à la famille Perrier, qui la
garda jusqu'au milieu du XVIIIᵉ siècle. Déjà, en 1585,
les évêques de Montpellier avaient permis aux paysans
de bâtir quelques maisons autour de la source pour
héberger les malades qui se rendaient auprès de ces
thermes.

Il serait bien difficile de fixer l'époque de la renais-
sance de la station thermale de Balaruc ; nous voyons,
cependant , que le 23 octobre 1345 , les Consuls réu-
nirent un conseil à l'effet de nommer un recteur pour
l'hôpital (3). Ce fait prouve bien que , déjà, il se ren-
dait des malades auprès de ces bains. Quoi qu'il en
soit , il n'y avait pas d'établissement, à proprement
parler ; la source formait une grande mare d'eau
chaude au milieu d'un champ inculte. Le service
médical devait se faire sur le bord , en plein air. Les
Évêques de Maguelone, comme nous l'avons déjà dit,
donnaient toutes les autorisations nécessaires pour

1) GERMAIN. — *Loc. cit.*
(2) Le même. — *Ibid.*
(3) Le même. — *Ibid.*

bâtir quelques maisons , situées probablement près de la source , pour loger les malades qui commençaient à affluer.

Dans le cours du XVe siècle , Balaruc est très-fréquenté , et nous voyons Rabelais , l'immortel docteur de Montpellier, célébrer dans ses œuvres les eaux de cette station. Vers le même temps , son ami Rondelet les conseillait dans plusieurs maladies , et , par leur usage , guérissait , en 1568 , sire Guillaume de la Chaume , seigneur de Poussan , atteint d'une affection très-grave qui avait résisté à toutes les ressources de l'art. Par reconnaissance, Guillaume de la Chaume publia lui-même l'histoire de sa guérison. En 1579 , Nicolas Dortoman , alors professeur à l'Université de Montpellier, plus tard médecin de Henri IV, composa, sur les thermes de Balaruc , un ouvrage complet. Chirac , le médecin de Philippe d'Orléans , régent de France , réussit , au moyen des eaux de Balaruc , à calmer les douleurs de ce prince , blessé en 1706 au siége de Turin. Enfin , ce ne fut qu'en 1712 qu'apparut le premier établissement balnéaire à Balaruc. Cette construction fait encore partie de l'établissement actuel ; elle recouvre l'endroit d'où émerge l'eau thermale. On voit très-bien gravée , sur la clef de voûte, la date mémorable de sa construction.

Sous Louis XIV on venait beaucoup à Balaruc ; on peut voir, dans Mme de Sévigné , ce qu'on en pensait alors. Le Chevalier de Grignan, colonel d'un régiment de cavalerie, était atteint de la goutte; son service en souffrait beaucoup ; les eaux de Balaruc lui furent conseillées ; trois jours passés à Balaruc, dit la célèbre Marquise, ont fait un miracle que le Mont-Dore et Baréges avaient été impuissants à produire.

La station hydro-minérale de Balaruc se trouve à l'extrémité d'un promontoire entouré par les eaux de l'étang de Thau. Ses limites sont : 1° au Nord, les villages de Balaruc-le-Haut, de Poussan, et la route nationale qui relie la presqu'île au continent ; 2° au Sud, la ville de Cette, dont elle est séparée par une distance de 4 kilomètres environ, que l'on franchit en un quart d'heure en bateau à vapeur ; les salins de Villeroy, dont la proximité est si utile pour l'usage des eaux mères ; 3° à l'Est, se trouve, environ à 9 kilomètres, la ville de Frontignan, chef-lieu du canton ; 4° à l'Ouest, les petites villes de Bouzigues et de Mèze, séparées de Balaruc par la partie la plus étroite de l'étang. Cette station thermale est à quelques mètres seulement au-dessus du niveau de la mer, et se trouve dans la partie sud d'un riant petit village contenant quatre ou cinq cents habitants. La position de Balaruc (1) sur l'étang de Thau rappelle singulièrement celle de Balaton-Füred, à proximité aussi d'un des plus grands et des plus beaux lacs du monde. Tous les deux sont salés : le premier par la Méditerranée, qui l'alimente ; le second par les sources chlorurées qui fournissent ses eaux. Le climat de Balaruc est d'une remarquable douceur, et le voisinage de l'eau n'entraîne jamais de

(1) ROTUREAU. — *Des principales Eaux minérales d'Europe.*

brouillards, comme on pourrait le supposer tout d'abord; les hivers n'y sont jamais rudes, sauf de très-rares exceptions. Les fièvres paludéennes y sont à peu près complètement inconnues.

L'établissement thermal n'est ouvert que pendant six mois de l'année, quoique, à la rigueur, la saison pût durer l'année entière. Elle commence le 1er mai pour prendre fin au 30 octobre. Les malades sont dans l'habitude de fréquenter nos eaux surtout pendant les mois de mai, juin, septembre et octobre; dans les mois de juillet et d'août, leur nombre diminue. C'est une idée reçue dans le monde, bien à tort selon nous, qu'il fait trop chaud pendant ces deux mois pour faire usage des eaux de Balaruc. D'abord la chaleur n'est pas plus forte à Balaruc pendant ces deux mois que dans tout le midi de la France. On peut même dire qu'il y fait moins chaud que dans beaucoup d'autres stations qui se trouvent sous la même latitude. Pendant ces mois, en effet, le vent prédominant souffle du sud-ouest; il est obligé de passer sur la mer et sur l'étang avant d'arriver à Balaruc même, ce qui fait qu'il vient rafraîchir les ardeurs du soleil. Il y a, du reste, ici, à faire une distinction qui a bien son importance et à laquelle on ne pense pas assez souvent.

L'eau de Balaruc, pendant ces deux mois, n'est pas plus excitante que pendant les autres mois de la saison; son action n'est pas accrue par la chaleur des mois de juillet et d'août; c'est moins l'action de l'eau qu'il faut considérer que la nature des maladies pour lesquelles on se rend auprès de nos thermes. Les mois de mai, de juin, de septembre et d'octobre, doivent surtout être destinés au traitement des paralysies, surtout de celles qui sont la conséquence d'une lésion cérébrale; les mois de juillet et d'août sont préférables pour la cure des affections scrofuleuses et rhumatismales. Les malades atteints de ces diverses affections sont loin d'être incommodés par la chaleur; bien plus, le soleil peut être utile à leur guérison. Ce sont, en général, les personnes qui vivent dans les pays froids et humides du nord, où le soleil reste souvent caché par les brouillards, qui présentent les diverses manifestations du lymphatisme de la scrofule, et nous verrons plus tard que ces tempéraments prédisposent singulièrement aux affections rhumatismales. Nul doute qu'ils se trouveront très-bien de la vie en plein air, en pleine lumière du soleil. Il n'en est plus de même des paralytiques, surtout lorsque leur affection est la conséquence d'une congestion ou d'une apoplexie cérébrale. Ne recommande-t-on pas à ces malades de fuir le grand jour, la lumière trop vive, la grande chaleur? Ne peut-on pas craindre que celle-ci n'occasionne un nouveau raptus du côté du cerveau? Ces malades agiront très-bien en faisant deux saisons à Balaruc dans la même année : la première dans les mois de mai et de juin, ils se reposeront pendant les mois caniculaires, loin du soleil, loin de la chaleur, pour revenir pendant les mois de septembre et d'octobre confirmer le bien-être qu'ils auront éprouvé dans les premiers mois de la saison thermale.

Il est un usage qui est passé à l'état de règle fixe chez les malades de Balaruc, comme, du reste, chez ceux qui fréquentent la plupart des autres stations thermales. La durée de la saison paraît avoir une limite à peu près fixe pour tous les malades. Il est incontestable que les eaux dont l'action est très-énergique ont les défauts de leurs qualités. Il arrive un moment où l'économie est saturée ; c'est alors qu'apparaît la fièvre thermale, quelquefois accompagnée d'éruption à la peau. Il est évident qu'il faut faire une bien grande attention à la saturation de l'organisme, car sans cela on risquerait fort de compromettre les bénéfices acquis ; bien plus, il pourrait survenir des conséquences quelquefois très-fâcheuses. A Balaruc, cette saturation apparaît avec tous les symptômes d'une fatigue générale ; il est bon, dans ces cas, de suspendre le traitement. Mais peut-on dire, par exemple, que la durée du traitement doit être la même chez un paralytique et chez un scrofuleux ? Non certes ; dans le premier cas, la saturation et la fatigue qui l'accompagne se montrent plus vite, et il serait bien imprudent de n'en pas tenir compte ; on pourrait ainsi faire naître des actions réflexes redoutables, dont la conséquence serait quelquefois une nouvelle congestion de l'organe lésé. Dans les cas qui nous occupent, il faut marcher lentement ; il est bon de s'arrêter quelquefois pour donner un peu de repos au malade et de cesser le traitement lorsque la fatigue, en apparaissant, annonce la saturation de l'économie.

Dans la scrofule, il faut refaire la constitution du

sujet; il faut donc insister plus longtemps, mais n'oublions pas que l'état général affaibli recommande beaucoup de précautions. Combien sont lentes, en effet, ces résolutions d'engorgements articulaires! Combien sont difficiles et lentes à obtenir ces réactions curatives dans un membre atteint de tumeur-blanche! Combien sont lentes aussi les évolutions des maladies osseuses! Aussi ne puis-je pas accepter comme limite de traitement la durée de 21 jours. Elle peut être et plus longue et plus courte, selon la maladie que l'on a à traiter; tout dépend du sujet. Et ne faut-il pas aussi laisser reposer l'organisme en suspendant le traitement pendant quelques jours, ne serait-ce que pour rompre les effets de l'habitude?

Comme nous l'avons déjà dit, il y a à Balaruc plusieurs établissements où on administre de l'eau minérale. Et d'abord celui de la source ancienne. Il est bâti sur la source elle-même, il a subi de nombreuses modifications en changeant de maître. En 1752, il devint la propriété de la famille de Vichet. Pour en augmenter l'importance et pour en rendre plus commode le séjour aux baigneurs qui accouraient en foule auprès de ces thermes, on fit construire un hôtel-restaurant, et on répara les lieux destinés au service balnéaire Cette station thermale resta la propriété de cette puissante famille du pays jusqu'au moment de la première révolution. A cette époque, M. Roudier de la Bruyère en devint acquéreur, il fit un nouvel aménagement des lieux destinés à l'administration des eaux, leur donna

une affectation plus commode et plus en rapport avec
les besoins du moment. Il obtint du Gouvernement, en
1807, la faveur d'un périmètre de protection. En 1832,
l'établissement changea de nouveau de propriétaire,
il passa entre les mains de M. Boudon de la Roquette,
qui le conserva jusqu'à sa mort. On peut dire que ce
nouveau propriétaire ne négligea rien pour rendre
plus florissante encore la station thermale de Balaruc :
il fit des réparations considérables, il augmenta le
nombre des cabinets de bains, fit construire la façade
de l'établissement qui se trouve sur la rue principale
du village, créa le parc, la seule promenade ombragée
qui se trouve dans le pays ; il fit enfin construire le
pavillon qui se trouve à l'entrée de cette promenade.
Ses héritiers, ne voulant pas conserver une propriété
qui demandait tous les ans de grandes dépenses, soit
pour l'entretien, soit pour l'agrandissement de l'établissement, le vendirent en 1863 à M. Fayard,
pharmacien à Lyon. C'est sa veuve qui en est actuellement propriétaire. C'est à partir de ce moment que
date la restauration complète de l'établissement, les
cabinets de bains furent restaurés, les salles de douches,
les piscines furent construites à neuf. La partie balnéaire de l'établissement, la seule dont nous ayons à
nous occuper, est l'œuvre de M. Jules François ; c'est
dire qu'elle est en rapport avec les exigences de la
science moderne.

On trouve dans cet établissement une buvette qui est
à l'abri des intempéries par une grande lanterne qui
recouvre la cour dans laquelle elle se trouve. Cette

cour est de plein pied avec la rue principale du village, dont elle est séparée par une grille en fer. L'eau thermale s'écoule d'un robinet par jet continu dans une grande coquille en fonte, et celle qui n'est pas utilisée en boisson se perd constamment dans le canal de fuite. Pour arriver à ce résultat, l'eau est puisée dans le bassin dans lequel elle se rend directement en émergeant du sol, par une machine à vapeur ; elle est élevée ainsi jusqu'au premier étage, dans un réservoir qui la laisse constamment s'écouler. Celle qui est destinée à la boisson ne séjourne pas dans le réservoir, et la machine à vapeur en puise tout le temps consacré au service balnéaire. Il y a deux piscines. On ne s'en sert pas. Il y en a une cependant qui est consacrée au service de l'hôpital, avec les salles duquel elle communique par un corridor très-court. Il y a onze cabinets de bains, quatre salles de douches. Il y a encore une ancienne salle d'étuve, qui date de 1712, où l'on peut prendre des bains de vapeur de bras, de jambe. Enfin l'établissement possède une caisse placée sur le parcours de l'eau thermale venant de la source pour se déverser au-dehors, et qui sert à l'application des bains de vapeur. En résumé, le bassin de captage se trouve sous la cour dans laquelle nous voyons la buvette, et par un conduit souterrain l'eau va se déverser dans l'étang de Thau. On la puise au moyen d'une pompe à vapeur qui la monte dans des réservoirs. Une portion descend dans le conduit de la buvette, et si elle n'est pas employée, elle se perd dans le canal de fuite. Celle qui séjourne dans les réservoirs doit servir aux bains et aux douches pour tempérer la chaleur native de l'eau thermale.

Puits communal. — A quelques mètres du bassin de captage de la source ancienne, la Commune, en 1868, fit creuser un puits d'une profondeur de quelques mètres. Cette eau a 24° centigrades. Lorsque l'établissement qui fait usage de cette eau minérale, a des malades en traitement, le fermier de grand matin vient puiser de l'eau au moyen d'une pompe à bras qui est fixée sur le sommet du puits et entourée d'une grille. Il la transporte à la maison où se trouve l'établissement ; là, il la fait chauffer, et l'administre lui-même en bain, en douches, etc., etc. Il a le soin de mettre à part l'eau qu'il fait boire à ces malades. Il y a deux baignoires et un appareil de douche dans l'établissement.

Source Bidon. — A quelques mètres du puits communal, M. Bidon, industriel du pays, eut, plus tard, l'idée de creuser un puits dans un local qui lui appartenait, et fut assez heureux pour trouver une source qui a une température qui oscille entre 19° à 20°. Il construisit un établissement sur la source elle-même, qui se compose de neuf cabinets de bains, de deux salles de douche, une pour chaque sexe. La température de cette eau n'étant pas suffisante pour être administrée en bains ou en douches, telle qu'elle sort de la source, le propriétaire est obligé de la faire chauffer. Pour cela, cette eau est puisée par une pompe à vapeur du puits où elle s'amoncelle ; elle est ainsi montée au premier étage, où elle passe dans des serpentins en contact avec une chaudière , et ainsi répartie par des conduits appropriés pour les besoins divers du service. Pendant son mouvement ascensionnel l'eau rencontre un tuyau spécial destiné à la buvette. L'eau de cette source est assez abondante pour suffire amplement aux besoins du service journalier.

Enfin , depuis un temps immémorial, la station thermale de Balaruc possède un hôpital civil et militaire qui dépend de l'Administration des hôpitaux de Montpellier. Le service médical est confié au médecin inspecteur de la station. Il contient quatre-vingt-quatre lits, que le dévoûment des Sœurs de Saint Vincent de Paul qui le desservent sait dédoubler quand le besoin s'en fait sentir. Il y a des salles réservées aux civils, aux femmes et aux enfants , d'autres aux militaires. Après la campagne de Crimée , les salles de ce petit hôpital étaient encombrées de glorieux soldats atteints du scorbut ; le Dr Le Bret, alors inspecteur de Balaruc, nous a donné dans un remarquable mémoire les diverses observations de ses nombreux malades, et les heureux résultats que sa vaste expérience sut retirer de l'emploi de ces eaux thermales. C'est l'eau de l'ancienne source qui est administrée à l'hôpital ; l'eau est employée en boisson , en bain de piscine , en douche , en boue minérale , etc., etc. Par un traité passé entre l'établissement de l'ancienne source et l'Administration des hospices de Montpellier, et en vertu d'un droit ancien confirmé par les Tribunaux, l'établissement thermal ancien doit fournir l'eau pendant certains mois de l'année, du 15 mai au 15 juin, et du 15 août au 15 septembre.

CHAPITRE II.

Caractères physiques de l'eau minérale. — Sa limpidité. — Sa saveur.
— Sa température. — Analyse. — Composition chimique. — Dans
quelle classe d'eau minérale doit-on la mettre? — Conservation de
cette eau minérale. — Son débit. — Électricité.

L'eau de Balaruc est très-limpide, cependant lorsqu'elle a séjourné pendant quelque temps dans les
bassins pour être refroidie, elle laisse déposer à sa
surface une matière très-légère, onctueuse, irrisée,
qui ressemble aux dépôts qui se forment sur la surface de certaines eaux. Ce dépôt est peu considérable,
et l'on peut en général considérer cette eau minérale
comme très-limpide, sa saveur est légèrement salée,
piquante, laissant un arrière-goût légèrement amer,
probablement dû à la présence des sels de magnésie,
mais qui n'a rien de désagréable au goût. Il y a peu
de baigneurs qui se refusent à en boire un ou plusieurs verres le matin à jeun; ce qui contrarie certains malades, c'est la température. Quelquefois, disent-
ils, elle leur reproche. En général, ils la prennent
avec facilité, sans avoir ni nausées, ni vomissements.

3

Les enfants la boivent sans trop se faire prier. J'ai rencontré cependant quelques malades qui préféraient la boire froide ; dans ce cas, elle est un peu plus amère, elle devient plus lourde à digérer probablement à cause de l'évaporation des gaz qu'elle contient.

La température réelle, normale, de l'eau de Balaruc varie entre 47°,5 et 48° centigrades ; elle peut être considérée comme à peu près constante. Cependant M. le Dr Crouzet a signalé des variations plus considérables, mais elles tenaient bien certainement à des circonstances particulières de grandes pluies et d'orages fréquents. J'ai constaté pendant l'année 1876 la réalité de cette constance de la température, quoique les moyennes thermométriques fussent dans le mois de mai de 16°,82 ; de juin, de 19°,28 ; de juillet, de 25°,22 ; d'août, de 24°,56 ; de septembre, de 19°,58 ; d'octobre, de 18°, 25, et que la moyenne des pressions barométriques fût dans les mois correspondants de 760, — 761,53, — 765,30, — 764,88, — 763, — 763,66. — Pendant le cours de cette saison thermale, les chaleurs arrivèrent très-tard, vers le commencement du mois de juillet seulement. Si la moyenne des températures est plus élevée dans les mois de juillet et d'août, ce n'est pas par la continuité de la chaleur à cette époque, mais bien parce que dans ces deux mois nous supportâmes quelques journées dont la température fut excessive. Malgré ces oscillations du thermomètre quelquefois très-notables, la température de la source se maintint presque tout le temps entre 47°,5 et 48°.

Il est des cas où les oscillations de la température peuvent être assez sensibles , quoique bien entendu elles soient contenues entre un ou deux degrés tout au plus.

De l'avis de M. le Dr Crouzet (1), qui a fait de si nombreuses et si consciencieuses études sur les oscillations de la température des eaux de Balaruc, les pluies prolongées ont une très-grande influence sur la thermalité de ces eaux , du reste comme sur la plupart des eaux minérales. Les vents en ont une bien moins grande. Si le vent souffle très-fort du côté du nord , s'il est très-froid , le courant du canal de fuite est accéléré par le refoulement des eaux de l'étang vers la mer, la température s'élève ; l'eau minérale a une vitesse si considérable , son parcours entre le point d'émergence et le canal de fuite est si rapidement effectué , qu'elle n'a pas le temps, pour ainsi dire , de subir l'influence du refroidissement. Lorsque le vent souffle du sud , le courant est diminué par le refoulement de l'eau de l'étang contre l'ouverture du canal de fuite , il y a un léger abaissement de la température , mais pas trop considérable, parce que le niveau de la source s'est considérablement élevé , et la grande masse d'eau accumulée s'oppose à une grande déperdition de calorique. Cet éminent investigateur a vu se produire un fait, en 1858, assez remarquable , qui s'est reproduit depuis, mais avec moins d'intensité cependant. Au mois de mai de cette année , il y eut dans la température de

(1) Dr CROUZET. — Communication orale.

l'eau un abaissement de 18° centigrades , cette diminution dura pendant trois mois , tellement que l'on fut
obligé de fermer l'hôpital ; pendant ce laps de temps,
les vents et la température ambiante avaient dû subir
de nombreuses modifications. Après avoir cherché
pendant longtemps les causes de ce refroidissement
subit , il eut l'idée de faire découvrir tous les conduits
que parcourt l'eau thermale , depuis son point d'émergence jusqu'au point où elle se déverse dans l'étang
de Thau. Il s'aperçut que des boues s'étaient amonce-
lées dans l'intérieur de ces conduits , et qu'elles inter-
ceptaient le courant ; il les fit tous dégorger, les fit
daller, le courant se rétablit aussitôt , la température
se releva de 18° qu'elle avait perdus , et chose surpre-
nante, ce retour à la température normale s'effectua en
36 heures.

Un fait analogue s'est reproduit l'année dernière au
mois de septembre, avec moins d'intensité , et sous
l'influence de la même cause. J'ordonnai la même
perquisition , je constatai l'amoncellement des boues
dans le canal de fuite ; je le fis dégorger, et la température, qui était tombée à 41° centigrades, remonta
du soir au matin à 48°, qu'elle a conservée jusqu'à la
fin de la saison.

M. Béchamp (1), dans un mémoire qu'il a publié
dans le *Montpellier médical* sur les eaux de Balaruc,
a constaté que la température de cette source ne varie
pas sensiblement aux diverses heures de la journée ;

(1) Béchamp. — *Montpellier médical,* N° du mois de mai 1861.

elle peut cependant varier dans l'intervalle de plusieurs années, mais pour revenir toujours à 47°. On
peut donc considérer la température de cette source
comme à peu près constante.

L'eau de Balaruc n'est pas mousseuse, il se dégage
incessamment des bulles de gaz qui viennent crever à
sa surface, et font entendre une espèce de bouillonne-
ment lorsqu'on soulève la dalle qui recouvre le bassin
de captage. Le papier de Tournesol rougit très-légè-
rement lorsqu'il est mis en contact avec elle, cette
nouvelle coloration n'est pas fixe, le papier reprend
sa coloration naturelle lorsqu'on le laisse sécher à l'air.

L'eau de Balaruc a toujours attiré l'attention des
chimistes, on a toujours cherché à se rendre compte
de l'efficacité quelquefois merveilleuse de cette eau
minérale.

Le tableau suivant contient les résultats des analyses faites avant celle de M. Béchamp, ancien professeur de chimie à la Faculté de Médecine de Montpellier :

	BRONGNIART.	P. FIGUIER.	SAINT-PIERRE.	ROUSSET.	M. DE SERRES et L. FIGUIER.
Acide carbonique.......	»	0,119	0,128	»	»
Chlorure de sodium.....	6,250	7,400	5,190	6,500	6,802
— de magnésium.	1,400	1,380	0,850	1,500	1,074
— de calcium....	0,610	0,910	0,660	0,650	»
Carbonate de chaux.....	0,370	1,160	0,500	0,370	0,270
— de magnésie..	0,040	0,090	0,020	0,160	0,030
Sulfate de chaux	0,580	0,700	0,360	0,670	0,803
— de potasse	»	»	»	»	0,053
Fer.................	»	traces.	»	»	traces.
Silicate de soude	»	»	»	»	0,013
Bromures de sodium.... de magnésie..	»	»	»	0,150	0,035
Iodures...............	»	»	»	entrevues.	»
	9,250	11,640	7,760	10,000	9,278

« L'analyse de Brongniart a été faite avec de l'eau » qui avait été envoyée de Balaruc à Paris. Les autres » auteurs, P. Figuier, Saint-Pierre, M. Rousset, » MM. Marcel de Serres et L. Figuier ont vu la » source et l'ont examinée. » Comme on le voit, les uns y ont trouvé du fer que d'autres n'y ont pas trouvé ; seul, M. Rousset a constaté la présence de l'iode.

Tel était le résultat complet de nos connaissances sur la composition chimique d'une eau minérale impor-

tante à la fois par sa position géographique, par sa
thermalité, par sa minéralisation et par ses vertus
thérapeutiques célèbres et incontestées, lorsque
M. Béchamp fit paraître, en 1861 (1), le résultat des
analyses qu'il avait faites au printemps de 1859 et
pendant le courant de l'année 1860. Cet éminent chi-
miste voulut se rendre compte de la constance des
combinaisons chimiques, il voulut savoir si la composition de cette eau minérale variait sensiblement dans
le courant d'une année. C'est pourquoi la renouvela-
t-il à la fin de chaque saison, dans l'intervalle de
douze mois. Voici les résultats auxquels il est arrivé :

Chlorure de sodium.............	7,0451
— de lithium............	0,0072
— de cuivre............	0,0007
— de magnésium........	0,8890
Bromure de sodium............	traces.
Sulfate de potasse............	0,1459
— de chaux.............	0,9960
Bicarbonate de chaux.........	0,8350
— de magnésie.......	0,2167
Nitrates....................	traces.
Acide silicique...............	0,0228
— borique..............	0,0080
Alumine....................	
Manganèse	0,0011
Acide phosphorique..........	
Oxyde de fer...............	0,0012
Acide carbonique............	0,0984
TOTAL	10,2671
Azote et oxygène	55cc

(1) BÉCHAMP. — *Montpellier médical*, Mai 1861.

En lisant le tableau ci-dessus, on voit qu'il n'est pas question de l'arsenic dans la composition chimique des eaux de Balaruc. M. Chevallier y a signalé cependant la présence de ce métalloïde. M. Béchamp (1) a voulu constater sa présence et n'a jamais pu l'y trouver. En introduisant dans un appareil de Marsh, nous dit-il, le produit de la concentration de 45 litres d'eau de Balaruc, on n'a vu aucun indice de la présence de ce corps simple, et cependant l'appareil était resté en activité pendant trois heures. On a cependant trouvé de l'arsenic dans les dépôts de ces eaux, dans les concrétions qu'elles laissent; M. Béchamp les a étudiées avec beaucoup d'attention, et voici ce qu'il nous dit à ce sujet : Avant d'admettre que l'arsenic trouvé dans les concrétions vient de l'eau minérale, il fallait s'assurer qu'il n'a pas une autre origine. L'éminent investigateur a trouvé, en effet, le plomb des conduits destinés à la distribution de l'eau fortement arsénical, et il a dosé par l'analyse l'arsenic contenu dans le plomb des tuyaux. D'où il est fort naturel, dit-il, d'admettre que l'arsenic trouvé dans les concrétions vient, non de l'eau minérale, mais bien des tuyaux, surtout si l'on veut bien remarquer que les dépôts qu'il a analysés étaient fort anciens et avaient séjourné longtemps en contact avec eux. En constatant l'influence qu'a l'étang de Thau sur le volume et la température de l'eau minérale, suivant que les vents soufflent du nord ou du sud, de Prony avait émis

(1) BÉCHAMP. — *Loc. cit.*

— 25 —

l'idée, qui est encore fortement répandue dans le public, que la source thermale de Balaruc avait une origine sous-marine. L'analyse chimique de l'eau de l'étang et de la source hydrominérale prouve que cette opinion est complétement erronée. En analysant l'eau de l'étang à une grande distance des bords avec un bon vent N.-O., M. Béchamp a découvert la présence de l'iode dans 500 centilitres cubes d'eau, en proportion non dosable. En même temps, il a concentré et réduit à un très-petit volume six litres d'eau de l'étang, et il n'a trouvé aucune trace de cuivre. L'analyse de l'eau de Balaruc, nous l'avons vu, prouve que cette eau contient du cuivre et pas d'iode; donc l'eau de Balaruc ne reçoit rien de l'étang de Thau, qui contient de l'iode et pas de cuivre.

Comme conclusion de la discussion dans laquelle nous sommes entré à propos de la composition chimique de l'eau thermale de Balaruc, posons-nous cette question : dans quelle catégorie faut-il placer cette eau, et quel est l'ordre de son importance? Pour répondre à cette question, je ne saurai mieux faire que d'emprunter les conclusions auxquelles est arrivé l'ancien professeur de chimie de la Faculté de Médecine de Montpellier (1).

D'abord elle est une eau thermale salée, il n'y a donc pas lieu de la confondre avec les eaux salées *froides, dont elle diffère par sa composition et par*

(1) BÉCHAMP. — *Loc. cit.*

ses propriétés. Ces eaux sont destinées à remplir d'autres indications que notre eau thermale. En second lieu, l'analyse chimique et l'analyse clinique font de l'eau de Balaruc un membre de la famille à laquelle appartiennent Wiesbaden et Bourbonne-les-Bains.

M. Guibourt (1) caractérise l'eau de Bourbonne en disant que cette localité est « célèbre depuis longtemps par ses eaux thermales, qui sont les plus salées que l'on connaisse. » L'eau de Bourbonne est la moins salée des sources de cette famille :

Chlorure de sodium.

Balaruc-les-Bains........... 7,045

Wiesbaden (Kochbrunnen)... 6,835 (2)

Bourbonne................ 5,783 (3)

Les trois eaux de cette famille sont magnésiennes :

Sels magnésiens.

Balaruc 1,032

Bourbonne................ 0,392 (4)

Wiesbaden................ 0,207 (5)

Elles sont cuivreuses toutes les trois :

Chlorure de cuivre.

Balaruc 0,0007

Bourbonne............... traces

Wiesbaden............... traces

Ces eaux sont donc toutes les trois thermales,

---

(1) GUIBOURT. — *Histoire des drogues simples.*

(2) FRÉSÉNIUS. — *Jaresberuth de J. Liebig et H. Kopp.*

(3) L. FIGUIER. — *Nouvelles observations sur la source thermale de Balaruc*, 1848.

(4) L. FIGUIER et MIALHE. — *Loc. cit.*

(5) FRÉSÉNIUS. — *Loc. cit.*

salées, magnésiennes, cuivreuses. Comme eau thermale salée de cette famille, Balaruc est la première,
surtout si l'on considère ses éléments les plus actifs.
Aussi, tel malade qui n'a jamais été purgé à Bourbonne, l'est très-bien à Balaruc ; tel autre obtient,
avec quatre verres de cette eau, un effet aussi prononcé
qu'avec dix verres de Bourbonne (Crouzet). M. Crouzet a constaté par lui-même et sur lui l'exactitude de
ces comparaisons.

Contrairement à l'assertion de M. Constantin Ja-
mes, l'eau de Balaruc peut se conserver très-longtemps, peut-être indéfiniment, sans rien perdre de ses
caractères physiques et chimiques, si elle est enfermée
dans des vases hermétiquement bouchés. M. Rousset
en a conservé pendant douze ans, sans qu'elle eût subi
aucune altération. M. Béchamp a reconnu intactes la
saveur, la limpidité, la composition d'une eau de Balaruc conservée en bouteille depuis trois ans. Cette
propriété rare et qui prouve la fixité des combinaisons
chimiques, permet ainsi son exportation au loin. Seulement il est bon de la faire chauffer au bain-marie
dans ces cas, pour la rapprocher le plus possible de la
température de la source ; elle est alors moins amère
et plus facile à digérer.

La source de l'ancien établissement est inépuisable,
nous dit M. Béchamp, dans un mémoire auquel nous
avons déjà fait de nombreux emprunts à propos de la
composition de notre eau thermale. Son fuyant, nous
dit également M. le Dr Rousset, verse journellement

dans l'étang de Thau cent mètres cubes d'eau minérale, c'est-à-dire cent mille litres. Un jaugeage fait,
sur la demande de M. Béchamp, par M. le Dʳ Crouzet,
en 1859, à la suite des vents du nord-ouest pro-
longés, sur le ruisseau de fuite, a donné, en moyenne,
332,640 litres par 24 heures.

Avant de finir, disons quelques mots seulement sur
une question qui, de nos jours, occupe les médecins
hydrologues, je veux parler de l'électricité des eaux
minérales. Il y a déjà quelque temps que l'on s'occupe
de l'électricité au point de vue du traitement des maladies chroniques par les eaux minérales. On s'est
aperçu que, par le contact de ces eaux avec le corps
vivant, il se produisait un courant électrique, et que
la direction de ce courant variait selon qu'il y avait
simple contact extérieur, ou que l'eau était ingérée.
Les instruments de précision que possèdent les labo-
ratoires bien montés, sont assez sensibles pour rendre
apparentes les manifestations électriques qui se produisent par le contact des liquides ; mais ils sont loin
de valoir, pour la conductibilité, le corps humain.
C'est en opérant sur lui-même, avec l'assistance de
plusieurs personnes compétentes, que Scoutetten s'est
rendu compte de ces faits. Bien plus, on a découvert
un moyen pour rendre à l'eau minérale transportée au
loin son pouvoir électrique. On peut lire dans *la
Gazette des Eaux* une série de très-intéressants arti-
cles de M. Guyot (1), sur la réélectrisation des eaux

(1) GUYOT. — *Gazette des Eaux*, Numéros des 21 décembre 1876
et 18 janvier 1877.

minérales. Comme le passage suivant emprunté à l'article relatif aux eaux minérales , publié par le Dr Guersant dans son dictionnaire de médecine, présente un grand intérêt pour la station de Balaruc , je le transcris presque textuellement : Quelques faits me portent à croire que certaines aux thermales *chaudes*, transportées loin de la source , peuvent reprendre leurs propriétés primitives lorsqu'on les plonge dans une eau thermale échauffée par le calorique terrestre, au lieu de les réchauffer artificiellement au bain-marie, comme on le fait ordinairement. Un de mes clients, excellent observateur, qui fait depuis longtemps — ceci a été écrit en 1835 — un usage fréquent de l'eau de Balaruc pour combattre une paralysie du bras droit , et qui les a souvent prises soit à la source , soit à Paris , avait remarqué que l'action purgative était beaucoup plus énergiqué dans le premier que dans le second cas. Il se rendit à Plombières pour se soumettre à l'usage des douches , et eut alors l'idée de faire chauffer l'eau de Balaruc, à l'usage de laquelle il était en même temps soumis , en la plongeant dans la source la plus chaude de cette station thermale. Il remarqua alors que l'effet purgatif était aussi énergique que lorsqu'il buvait cette eau auprès de la source. Il fit part de ce fait à plusieurs malades qui comme lui faisaient usage de l'eau de Balaruc, ils la firent chauffer par le même moyen , et les mêmes résultats se reproduisirent identiques chez eux.

Cette expérience, répétée pendant deux années de suite sur les mêmes malades et avec le même succès, mérite de fixer l'attention par rapport aux avantages qu'on pourrait en retirer par l'emploi de plusieurs espèces d'eaux minérales combinées entre elles, et, sous d'autres rapports, elle doit nous tenir en garde sur les conséquences qu'on peut tirer des expériences purement physiques faites sur la chaleur naturelle des eaux thermales, car les effets physiologiques dont nous venons de parler sembleraient indiquer *que l'action du calorique naturelle et celle du calorique factice ne sont pas absolument les mêmes sur nos organes.* Quoi qu'il en soit, c'est sans doute à la combinaison particulière du calorique et de l'électricité, et peut-être *à l'existence cachée de quelques principes que l'analyse chimique n'a pas encore pu saisir, que sont dues les différences remarquables entre les propriétés de telles ou telles sources qui offrent chimiquement les mêmes principes et presque dans la même proportion.*

La question de l'électricité des eaux minérales, son action sur l'économie au point de vue du traitement des maladies chroniques en général et des paralysies en particulier, est encore très-peu connue; le cadre de mon travail, du reste, ne me permet pas de m'étendre sur cette intéressante question, qui peut-être dans la suite nous révèlera un mode d'action physiologique et thérapeutique encore ignoré.

CHAPITRE III.

Moyens balnéothérapiques employés à Balaruc. — Boisson. — Gargarismes. — Bains généraux et locaux. — Douches variées. — Boues
minérales.

Les eaux de Balaruc sont administrées à l'intérieur
et à l'extérieur : en boisson, en gargarismes, en bains
généraux et locaux, en douches internes et externes
de toute espèce, et sous forme de boues. On les or-
donne pures ou associées aux eaux mères des salines
environnantes, etc., etc.

Boisson. — La quantité d'eau ingérée et sa température jouent un bien grand rôle. Dans certains cas,
la boisson constitue à elle seule tout le traitement. On
voit des goutteux qui viennent tous les ans passer une
quinzaine de jours auprès de cette source. Ils prennent
alors quatre, cinq, six verres d'eau minérale, le matin,
à jeun, et ils constatent que, lorsqu'ils ne viennent
pas faire cette saison, les accès de goutte qu'ils subissent dans le courant de l'année sont plus longs et plus
douloureux. Peut-on attribuer ces heureux résultats à
la présence du chlorure de lithium, qui entre dans la
composition de ces eaux, ou bien à leur action tonique,
purgative et, par suite, dépurative ?

Dans les paralysies, suite d'apoplexie, pour M. le Dʳ Le Bret, ancien inspecteur de ces thermes, la boisson constituait la partie principale du traitement, par leur action dérivative sur le tube digestif.

Il faut être très-prudent dans l'administration de ces eaux prises en boisson, car autrement, chez les apoplectiques dont l'accident est d'une date peu éloignée, on pourrait craindre de réveiller trop brusquement la surexcitation nerveuse et faire naître par action réflexe une nouvelle fluxion du côté du cerveau. Enfin, si la dose était trop élevée, il pourrait survenir, pendant le traitement, une diarrhée très-abondante, qui se continuerait même après la cure, et qui est souvent rebelle à tout traitement même le mieux approprié. A quoi faut-il attribuer, se demande le Dʳ Rotureau, cette action, inconnue dans la plupart des autres eaux thermales de cette classe? Faut-il l'attribuer à la quantité plus notable de chlorure de magnésium (1,074) que contient cette eau? C'est là pour nous un inconnu dont il faut cependant tenir compte.

Quel est l'effet que l'on veut obtenir en administrant l'eau de Balaruc en boisson? On veut, dans un cas, tonifier l'économie, réveiller les fonctions digestives, combattre par l'assimilation de ses principes minéralisateurs une diathèse; on veut, en un mot, obtenir un effet altérant. Dans ces cas, il faut la donner à très-petites doses. Un verre, deux verres tout au plus pour un adulte, pris par quart de verre. A la suite de l'administration de ces petites doses, on n'aura pas en général d'effet laxatif. Il serait, en effet, inutile et même nuisible d'obtenir des purgations même légères, mais répétées, chez des individus débilités par une diathèse ou par le lymphatisme. Chez les enfants en bas âge, je la prescris par gorgées et même par cuillerées à café prises avant, pendant et après le bain, jusqu'à concurrence d'un demi-verre.

Lorsque l'on veut obtenir un effet purgatif, la dose doit changer, tout en nous tenant dans une bien sage réserve. Il faut faire d'abord une distinction pour les apoplectiques dont l'affection est récente, deux ou trois verres pour commencer, en allant progressivement en augmentant jusqu'à effet purgatif. Il est rare que l'on soit obligé de prendre plus de cinq à six verres. Chez les malades dont le début est plus éloigné, chez ceux qui ne viennent pas pour la première fois faire usage de ces eaux, on peut commencer par quatre verres, mais il est inutile de pousser jusqu'au delà de six à sept verres. Quelquefois, lorsque l'on a une forte constipation à combattre, lorsqu'elle est très-ancienne, lorsque le second ou le troisième jour elle ne sera pas vaincue, au lieu d'augmenter indéfiniment la dose, on ajoute dans le premier verre d'eau minérale quelques grammes de sulfate de magnésie. Il est rare que cette complication résiste à ce moyen; bien plus, le lendemain et les jours suivants, sous l'influence d'une dose inférieure, on obtient une et quelquefois plusieurs garde-robes.

Un fait qui est tiré de l'expérience, et qu'ont observé MM. les Drs Rousset et Crouzet, tous les deux

3

inspecteurs honoraires, c'est que les verrées d'eau minérale doivent être prises de cinq en cinq minutes. En même temps, les malades, si cela est possible, doivent se tenir debout ou se promener pendant les intervalles de temps. Ces éminents praticiens ont constaté que l'effet purgatif était plus rapide et plus sûr. L'exercice modéré ne favorise-t-il pas l'absorption de l'eau ingérée ?

On comprendra facilement combien il est difficile de fixer, même approximativement, les doses auxquelles il faudra arriver ; ne faut-il pas tenir compte des tempéraments et des idiosyncrasies ? Tout ce que l'on peut dire, c'est que, prise à petite dose, cette eau est tonique, reconstituante, et peut être mise au nombre des médicaments altérants ; à plus haute dose elle est purgative. Quant à la température, elle est en général de 46°, prise au griffon de la buvette ; elle est trop élevée pour causer des nausées et des vomissements. Cependant certains malades prétendent ne pouvoir pas l'avaler sans en être incommodés ; dans ces cas, on peut la boire froide ; il faut alors en prendre un peu plus si l'on veut obtenir un effet purgatif.

En bains. — Ce n'est pas seulement par les sels minéralisateurs qu'il contient, que le bain thermal agit, c'est surtout par sa durée et sa température. Il est bien évident que plus la température est élevée, plus la durée doit être courte, car nous n'ignorons pas que lorsqu'elle dépasse l'indifférente, le bain est excitant; lorsqu'au contraire elle ne l'atteint pas, il est sédatif.

A cette excitation due à la température, il faut ajouter celle qui est spéciale aux eaux chlorurées sodiques. Cela dit , il est facile de comprendre que lorsque nous voulons stimuler l'économie chez un malade chez qui les réactions sont lentes et difficiles à réveiller, nous ayons recours à une température un peu élevée. On pourra encore administrer un bain chaud lorsqu'on voudra obtenir un effet dérivatif sur la peau, dans le cas de paralysie ancienne , suite de lésion cérébrale , dans le rhumatisme chronique. Dans ce cas : 1° parce que le rhumatisme aime l'eau chaude , ce qui fait que la plupart des sources thermales le revendiquent au nombre de leurs cures ; 2° pour attirer à la peau le mouvement fluxionnaire qui se porte sur une articulation.

Cette stimulation, si utile dans certains cas, serait dangereuse lorsque nous avons à traiter un apoplectique de date récente , de peur de faire naître des actions réflexes vers le cerveau, et n'oublions pas non plus combien dans cet état morbide les mouvements fluxionnaires sont faciles à se réveiller, et avec quelle rapidité ils se portent vers le cerveau. Le travail cicatriciel qui s'est fait depuis dans la substance cérébrale, cette subinflammation si nécessaire pour ce travail n'est pas complétement éteinte, ne peut-elle pas servir de *pars trahens*, et ne peut-elle donner naissance à une stimulation locale, à un raptus vers le cerveau, qui n'est qu'incomplétement remis du choc qu'il a reçu il y a peu de temps? Dans l'anémie, dans les cachexies , lorsque le sang s'est appauvri et que le système nerveux a vu diminuer l'influence de son modé-

rateur normal, lorsqu'il présente des symptômes de
surexcitation, est-il prudent de l'augmenter par des
bains chauds? A la suite de l'excitation prolongée,
ne retrouve-t-on pas la faiblesse augmentée? Dans
ces cas, ne vaut-il pas mieux rechercher l'action sé-
dative du bain? On le voit donc, la température du
bain doit être surveillée attentivement, il ne faut pas
non plus qu'elle oscille entre différents degrés, il faut
qu'elle soit constante ou à peu près pendant toute la
durée de l'immersion. Quant à la durée, il est bien
évident qu'il ne faut pas la négliger, un bain trop
long est fatigant, il affaiblit; il ne doit être prolongé
que lorsqu'on veut combattre un état diathésique profond, ou bien lorsqu'on cherche une action résolutive
considérable. C'est un excellent conseil donné par
tous les bons observateurs qui ont pratiqué auprès de
nos eaux thermales.

Dans certains cas où il voulait encore augmenter
l'action stimulante et résolutive de l'eau de Balaruc,
mon éminent prédécesseur médiat, M. le Dr Crouzet,
a eu l'heureuse pensée d'associer les eaux mères provenant des salines de Villeroy (1). Ces eaux sont sur-
chargées de bromûres et d'iodures. On voit de suite de
quels bons résultats est suivie cette pratique, dans les
cas de scrofules invétérées, de rachitisme, etc., etc.
Je me suis bien gardé de rien changer à une pratique si rationnelle, et j'avoue que je n'ai pas eu à

(1) Villeroy, petite localité où se trouvent les salins, et séparée de
Balaruc par un bras de l'étang de Thau.

m'en repentir. Il faut surveiller avec beaucoup d'attention la quantité d'eau mère que l'on verse dans un bain, car ces eaux minérales ont le défaut de leurs qualités, elles ont une action très-excitante sur l'économie en général et sur la peau en particulier.

On se sert de préférence, à Balaruc, des baignoires plutôt que des piscines qu'on y a nouvellement construites, et cela parce que les malades qui, pour la plupart, fréquentent ces thermes sont plus ou moins impotents, parce qu'il leur est souvent difficile de descendre les marches qui y conduisent, et qu'il leur serait quelquefois très-pénible de se tenir même assis au milieu d'un bassin plein d'eau. C'est un fait que je déplore, car l'action des bains est singulièrement augmentée par l'exercice; dans les maladies articulaires par exemple, la gymnastique, les mouvements faits pour la natation pourraient rendre de signalés services.

L'eau thermale est administrée sous forme de bains de jambe. On a pour but d'activer la circulation vers les parties inférieures, pour détourner les mouvements fluxionnaires qui se portent vers le cerveau. C'est un excellent adjuvant dans les cas d'apoplexie cérébrale. Il vaut mieux les prendre moins chauds qu'à une température très-élevée. Dans le premier cas, si la suractivité de la circulation dans les parties inférieures est moindre, si le sang se porte moins rapidement en bas, lorsque le malade n'est plus sous l'influence du pédiluve, la réaction est moins brusque et moins rapide. Je ne fixerai pas ici le degré de température qu'il faut atteindre, ni la durée, soit pour les bains généraux,

soit pour les bains locaux, ces questions dépendent
de trop de considérations relatives au tempérament et
à la maladie que l'on veut traiter, c'est au médecin
chargé du traitement à la fixer sur place.

Douches. — A Balaruc, on donne aussi des douches de toute espèce : douches générales, douches
locales, douches ascendantes, douches vaginales et
périnéales. En général, les malades ont une foi aveu-
gle dans ce moyen balnéothérapique ; il leur semble
que le traitement n'est pas complet si on ne leur en
administre pas quelques-unes. Il est incontestable que
la douche est plus énergique que le bain, ne serait-ce
que par le choc produit sur la surface du corps ; mais
si elle gagne en énergie, elle fait perdre à l'eau une
partie de la valeur de sa minéralisation. Après ce que
j'ai dit à propos des bains généraux, je ne crois pas
utile d'entrer dans de nouveaux détails à propos des
douches ; je craindrais de tomber dans des redites
inutiles ou dans des banalités.

On emploie la douche toutes les fois que l'on veut
obtenir une réaction générale, un effet révulsif sur la
peau, la résolution de quelque engorgement viscéral
ou articulaire. C'est à la douche générale qu'il faut
avoir recours dans la plupart des cas ; il est bien évident que l'on n'évitera pas de diriger le jet sur la partie engorgée ; mais on ne le dirigera pas seulement
de ce côté, car on pourrait, à la suite d'une réaction
trop vive, dépasser le but que l'on se propose. Il ne
faut pas croire, en effet, que la résolution d'un organe

engorgé ne puisse pas se faire par une action générale; mais c'est ce que les gens du monde compren-
nent difficilement. Quoi qu'il en soit, dans les cas de
paralysie suite de lésion cérébrale, il ne faut pas se
presser d'avoir recours à ce moyen balnéaire; ce n'est
que lorsque le malade se sera acclimaté à ces eaux,
ou lorsqu'il aura subi un traitement pendant une
saison antérieure, qu'on pourra en user sans danger.
Dans le cas contraire, si la maladie est récente, il faut
les proscrire d'une manière absolue. Telle est l'opinion
de M. le Dr Crouzet. Nous sommes bien loin, on le
voit, de l'ancienne pratique exercée pendant si longtemps à Balaruc, de la douche sur la paillasse. Les
précautions à prendre sont d'autant plus grandes que
ce moyen est très-actif et que les apoplectiques sont
plus sujets à des raptus du côté du cerveau. Il est
incontestable qu'elles seront bien moins grandes à
prendre lorsqu'il s'agira d'un engorgement scrofuleux
d'une articulation, et même dans ce cas faudra-t-il être
prudent, si on ne veut pas outrepasser le but proposé.

Les douches ascendantes, vaginales, périnéales,
doivent également être surveillées au point de vue de
leur température, de leur énergie; je crois inutile
d'insister sur ce mode d'emploi de l'eau thermale; il
faudra surveiller que la réaction ne soit pas trop vive;
il faudra modérer le choc, dans une douche vaginale,
de peur qu'en voulant combattre un engorgement du
col de l'utérus, on ne fasse naître une inflammation
de cet organe; mais tous ces préceptes ne sont pas
spéciaux à l'eau de Balaruc.

Boues minérales. — Ce moyen balnéothérapique
était plus recherché autrefois qu'aujourd'hui ; cependant, il est très-heureusement employé dans certains
établissements minéraux, tels que Dax, Uriage,
Bourbonne, etc., etc. A Balaruc, on en fait un fréquent usage. Elles sont constituées par des matières
argileuses que l'on ramasse dans le canal de déverse-
ment du trop plein de la source thermale, on les
accumule dans un grand bassin, dans lequel l'eau
thermale est obligé de passer pour se perdre au
dehors. N'oublions pas qu'à Balaruc, d'après M. le
Dr Rousset (1), le fuyant de la source ancienne verse
journellement dans l'étang cent mille mètres cubes
d'eau minérale, c'est-à-dire cent mille litres d'eau, qui
contiennent bien mille kilogrammes environ de sels
divers qui entrent dans sa composition. Ces matières
argileuses sont donc toujours en contact avec l'eau
minérale, qui dépose constamment sur elles les sels
minéralisateurs. De plus, si on examine au repos l'eau
thermale de cette source, on constate qu'il se dépose
à sa surface une substance onctueuse, irrisée, qui ressemble un peu à ce que les hydrologues appelent *la
Barégine ;* cette matière, encore peu étudiée de nos
jours, se pose également sur les boues à travers lesquelles l'eau minérale semble se filtrer. Nul doute que
ces boues ne s'imprègnent de tous les sels minéralisateurs qui sont en dissolution et en suspension dans
l'eau thermale de cette source. Ce qui le prouve, c'est

(1) Dr Rousset. — *Eau thermale de Balaruc-les-Bains*, 1839, page vi.

l'action énergique , astringente qu'elles manifestent quand on les applique localement. Je me rappelle un fait particulier entre tant d'autres , qui vient confirmer ce que j'avance. Un malade , domestique d'un riche propriétaire de Pignan (Hérault), vint à Balaruc, l'année dernière , pour se faire traiter d'un engorgement avec raideur de l'articulation du genou, suite d'une forte contusion reçue sur l'articulation et remontant déjà à quelques mois. J'employai les boues minérales, suivies de douches avec massage ; un quart d'heure après le début de leur application , il me fit appeler en toute hâte , me disant qu'il souffrait des douleurs intolérables dans le genou. « Il me semble , disait-il , qu'on me resserre le genou dans un étau ; j'ai peur, ajoutait-il , que mes os se brisent, » et en même temps il serrait son mouchoir entre les dents , et présentait l'aspect d'un homme en proie à de violentes douleurs. Je dois dire qu'il était d'un tempérament nerveux, excitable. Je diminuai la durée de l'application. La même action se reproduisit pendant les deux ou trois premiers jours du traitement, en diminuant en proportion de l'habitude. Dans aucun cas, il est vrai, je n'ai été témoin d'une action si énergique et si rapide. Je fus assez heureux pour voir une amélioration très-notable survenir vite chez ce malade. A la fin du traitement, il put marcher assez facilement , tandis qu'il ne le faisait qu'avec la plus grande difficulté, et encore en s'appuyant sur une forte canne, à son arrivée auprès de notre source thermale.

Ces boues minérales sont en général exclusivement

employées contre les engorgements, soit des articulations, soit du système ganglionnaire. On en fait des
cataplasmes que l'on place sur la lésion elle-même ;
on a le soin de les imbiber toutes les cinq ou dix minutes avec l'eau thermale ayant sa température native.
On peut encore, dans certains cas, en augmenter l'action
résolutive par l'association des eaux mères provenant
des salines environnantes. Appliquées de cette manière
à l'hôpital, sur des soldats présentant des engorgements ganglionnaires formant un chapelet autour du
maxillaire inférieur, j'ai pu constater tous les jours
une diminution sensible dans la tuméfaction des parties. Il est bien entendu qu'après l'usage de ce moyen
balnéothérapique, suivant les cas et suivant les effets
que l'on veut obtenir, on est dans l'habitude de faire
prendre un bain ou une douche, ne serait-ce que pour
se laver. La durée de l'application de la boue est
d'une demi-heure ou d'une heure ; encore ici rien de
précis, c'est sur le tempérament du malade, les
effets que l'on voudra obtenir, qu'il faudra baser sa
conduite.

En gargarisme. — Lorsque les symptômes de paralysie portent, par exemple, sur les muscles de la
langue, que la phonation est gênée, difficile, on peut
employer l'eau de Balaruc en gargarisme, plusieurs
fois par jour. Ce moyen bien simple est un excellent
adjuvant du traitement général dirigé contre la paralysie, en ce sens qu'il agit directement sur les muscles dont le système nerveux est atteint.

En lotions. — On se trouve très-bien de l'usage de ces eaux minérales en lotions sur les yeux, dans les cas d'ophthalmie scrofuleuse. Il faut avoir le soin de la laisser refroidir, et de ne l'employer que lorsqu'elle est tiède, pour ne pas appeler une réaction trop vive après la cessation de ce moyen thérapeutique. Des lotions fréquentes faites dans la journée sur des plaies anciennes, des ulcères scrofuleux, sont très-utiles ; elles les détergent d'abord, excitent la vitalité des parties et favorisent la cicatrisation.

CHAPITRE IV.

Action physiologique des eaux de Balaruc.

Avant d'aborder les actions physiologique et thérapeutique de l'eau de Balaruc, jetons un coup d'œil
rapide sur le mode d'absorption des substances miné-
ralisatrices de ces eaux. L'absorption se fait par la peau
et les voies respiratoires. On a discuté longuement la
question suivante : la peau absorbe-t-elle les substances tenues en dissolution dans les bains minéraux ?
Les auteurs ont été divisés, et les idées sur cette
question sont encore contradictoires. Les uns ont prétendu que l'absorption cutanée est nulle. Ils appuient
leur opinion sur des expérimentations faites sur des
bains qu'ils avaient rendus médicamenteux, en leur
ajoutant des solutions de substances qu'il est facile de
reconnaître dans les produits de sécrétion et qui ne se
rencontrent pas habituellement dans l'économie, ou
bien en ajoutant des substances qui se manifestent,
après leur absorption, par des phénomènes spéciaux.
Mais ces eaux minérales artificielles peuvent-elles être
comparées à celles dont les sels minéralisateurs ont
été soumis quelquefois à des températures et à des
pressions énormes ? Pour ne citer qu'un exemple, l'ar-
sénite de fer, qui est insoluble dans l'eau, ne se ren-

contre-t-il pas à l'état de dissolution complète, et non
en suspension, dans les eaux thermales de Sylvanès?
Ces eaux minérales, en venant émerger sur la surface du sol, viennent d'une profondeur telle, que la
pression et la température qu'elles y subissent rendent les combinaisons chimiques et plus intimes et
plus stables. N'a-t-on pas reconnu, par exemple, que
l'action des eaux ferrugineuses est plus énergique que
quelle préparation martiale que ce soit? Le docteur
Patissier n'est-il pas de l'avis que c'est à cet état de
dissolution, à cet état d'extrême division du fer dans
les eaux, ainsi qu'à son union intime avec d'autres
principes minéralisateurs, qu'il faut attribuer une telle
efficacité? D'autres hydrologues pensent que cette dissolution extrême de ces substances peut favoriser l'absorption cutanée. Dans tous les cas, cette absorption
est très-faible, les quantités de sels absorbés sont infi-
nitésimales, et elle ne se fait qu'à la suite d'un usage
prolongé de ces eaux, à la suite d'une imbibition
préalable de l'épiderme. Ne sait-on pas que les tissus
épithéliaux ne s'imbibent qu'à la longue?

L'action physiologique des eaux chlorurées sodiques,
nous dit M. Durand-Fardel (1), se confond intime-
ment avec leur action thérapeutique. Les eaux minérales de cette classe doivent surtout leur action curative à la présence même de ces chlorures. Parmi ces
sels, il en est que l'on peut, du reste, administrer à
de hautes doses et dans lesquels il y a lieu, par consé-

---

(1) DURAND-FARDEL. — *Traité thérapeutique des eaux minérales.*

quent, de considérer l'effet physiologique du chlore, comme dans les bromures et les iodures il y a lieu de considérer le brôme et l'iode. Tels sont les chlorures des métaux alcalins (1). Pour l'eau qui nous occupe, c'est surtout le chlorure de sodium qui doit principalement attirer notre attention. Le chlorure de magnésium, qui vient augmenter l'effet purgatif de l'eau, présente des effets physiologiques qui peuvent être rapprochés de ceux du chlorure de sodium. Ce sel est absorbé rapidement une fois introduit dans le tube digestif; ce qui le prouve, c'est sa présence en excès dans les urines et la salive quelques moments après son ingestion. Par les voies respiratoires, son absorption est encore plus rapide, et c'est ce qui rend la respiration d'une atmosphère surchargée de sels marins si efficace dans le traitement de la scrofule. Si son absorption est rapide, son élimination ne l'est pas moins ; mais celle-ci n'est jamais complète comme après l'ingestion des chlorates, des iodures, des arsénicaux. Dans ces cas, l'élimination se continue jusqu'à ce qu'il ne reste aucune trace de ces sels dans l'économie ; mais pour le chlorure de sodium, quelque rapide et active que soit l'élimination, elle n'est jamais complète; il n'y a que l'excès sur la quantité qui existe normalement dans le sang qui disparaît. Cette élimination se fait ordinairement par les reins et les glandes sudoripares.

L'action physiologique de l'eau thermale de Balaruc

_____

(1) Rabuteau. — *Éléments de thérapeutique et de pharmacologie.*

est, on peut le dire, générale ; elle se manifeste donc sur la peau, les muqueuses, le système sanguin, les nerfs et sur les grandes fonctions également. Au bout de quelques jours de traitement, il se manifeste un certain degré d'excitation générale qui contraste singulièrement avec le résultat tout opposé que l'on avait obtenu pendant les premiers jours. A ce calme et à cette action tonique, qui apparaissent dès le début, succède de la fatigue générale, de la lassitude, qui accompagnent cette excitation. Il faut surveiller ce changement survenu dans l'état général, modérer le traitement et quelquefois l'interrompre pendant deux ou trois jours. Dès le début du traitement, la circulation du sang dans la peau devient plus active ; cela se comprend facilement lorsqu'on songe à la richesse minéralisatrice de cette eau en chlorure de sodium ; les terminaisons des nerfs qui viennent s'épanouir dans le tissu cutané subissent cette action directe excitante et la transmettent aux nerfs vaso-moteurs, d'où cette suractivité dans la circulation du tissu tégumentaire. J'ai constaté chez plusieurs malades des démangeaisons à la peau quelquefois très-intenses. Un entre autres se plaignait, après chaque bain, de souffrir de ces démangeaisons très-vives au niveau de la cicatrice d'une incision faite sur un anthrax, quelques mois auparavant. Dans ces cas, la peau ne présente pas de changement bien notable dans sa coloration ; elle serait cependant un peu plus rouge, après un bain pris à une température peu élevée. Ces démangeaisons et cette suractivité vitale dans le tissu cutané deviennent plus manifestes après l'usage des eaux mères ; aussi doit-on les employer avec parcimonie et précautions , surtout lorsqu'on a à traiter un jeune enfant ou une jeune fille à peau fine et délicate. Dans la majorité des cas , cette excitation cutanée n'est pas accompagnée de démangeaisons , car l'eau de Balaruc est., en général, légèrement onctueuse au toucher. Nous avons vu , en effet , qu'il se déposait à sa surface , lorsqu'elle était en repos , une pellicule mince, très-fine, qui rappelle un peu là barégine. La conséquence de cette suractivité vitale de la peau est une suractivité fonctionnelle , qui se traduit par un peu de sueur.

L'eau de Balaruc a une action bien manifeste sur les muqueuses en général, elle en excite les fonctions. Appliquée en lotions sur les yeux, nous voyons les muqueuses palpébrales prendre peu à peu une coloration plus rouge , les larmes se sécréter en plus grande abondance , et c'est ainsi que s'obtient la guérison des ophthalmies de nature scrofuleuse. La muqueuse buccale subit la même influence lorsqu'on emploie cette eau thermale en gargarisme , les glandes salivaires secrètent une plus grande quantité de salive. Introduite dans l'estomac , cette eau chlorurée active la sécrétion du suc gastrique ; bien plus, elle lui rend ses propriétés indispensables à une bonne digestion , elle le rend acide sous l'influence de l'acide chlorhydrique rendu libre par les transformations et les décompositions successives que subit le chlorure de sodium. Parvenue dans l'intestin , elle produit une hypersécrétion très-considérable, d'où son effet pur-

gatif. Pour résumer l'action physiologique de l'eau de
Balaruc sur les muqueuses, on peut dire que, sous son
influence, la circulation sanguine devient plus active,
et la conséquence de cette suractivité vitale est une
hypersécrétion très-considérable des glandes qui
entrent dans la texture du tissu muqueux.

Pour être moins manifeste, l'action physiologique
de l'eau de Balaruc sur le sang et sur la circulation
n'en existe pas moins. Cette action est double, l'action
directe porte sur la constitution même du sang : sous
l'influence de l'eau chlorurée sodique, le sang devient
plus riche en globules rouges. Cette augmentation
du nombre des globules n'est pas due à une action
hématogène ou génératrice des hématies, comme l'est
celle du fer, elle dépend de l'action conservatrice
exercée par le chlorure de sodium sur les globules
rouges (1).

L'eau de Balaruc, en excitant le système cutané,
donne lieu à des actions réflexes dont les nerfs vaso-
moteurs subissent quelquefois l'influence ; la circulation est activée, nous l'avons déjà vu plus haut.
Nous verrons plus tard les heureux résultats de ces
diverses actions physiologiques de l'eau de Balaruc,
et nous verrons aussi que l'usage de ces eaux n'est
pas sans danger lorsqu'elles sont employées contre les
apoplexies chez les personnes pléthoriques.

L'eau de Balaruc a une action évidente sur les
reins ; lorsque l'action purgative est énergique, la

(1) RABUTEAU. — Loc. cit.

5

sécrétion urinaire est moins abondante ; dans les cas où, au contraire, cette action purgative est difficilement obtenue, il y a une suractivité fonctionnelle très-considérable sur les organes uropoïétiques.

La température a une grande influence sur l'action physiologique de l'eau thermale de Balaruc. A l'action excitante de notre eau minérale vient s'ajouter celle de la température élevée. Ne voyons-nous pas, en effet, se produire une excitation vive lorsque le malade sort d'un bain chaud, moindre lorsque la température est modérée? Dans le premier cas, on constate quelquefois de la fatigue générale, la perte du sommeil, des troubles de la digestion caractérisés par les symptômes d'un embarras gastrique. Aussi combien faut-il être prudent dans l'indication de la température des bains chez les paralytiques de date récente? Ce fait est surtout manifeste à l'hôpital, où je n'ai qu'une seule piscine à ma disposition. Je suis obligé de diviser mes malades en deux catégories, cherchant à réunir dans la même, à une température modérée, tous les malades dont les affections morbides sont plus récentes et dont les tempéraments ont certains points de ressemblance, tandis que je tâche, autant que faire se peut, de réunir à une autre heure de la journée ceux qui, par l'ancienneté ou l'atonie de leur affection, ont besoin au contraire d'une température plus élevée.

Lorsque, par idiosyncrasie particulière, un malade ne peut supporter en boisson l'eau minérale à sa température ordinaire, nous l'administrons refroidie, et

nous. constatons une action purgative bien moins énergique ; d'où la recommandation de la faire chauffer au
bain-marie quand on la boit loin de la source.

En résumé , l'action physiologique de ces eaux
chlorurées sodiques est bien générale , elle se fait sentir sur la circulation du sang, dont elle augmente la
richesse en s'opposant à la destruction des globules
rouges. Sous l'influence de cette richesse acquise, et
surtout de l'excitation cutanée , la circulation devient
plus active , d'où une suractivité vitale qui se manifeste dans les organes, et dont la conséquence est une
suractivité fonctionnelle. Les glandes en général
secrètent en plus grande abondance, et c'est ainsi que
s'expliquent les effets purgatifs de ces eaux en même
temps que l'on se rend un compte exact de leur effet
résolutif. Une conséquence de cette suractivité générale , c'est que les fonctions digestives ne restent pas
étrangères à cette scène si complexe , l'appétit se
relève, les fonctions assimilatrices se font plus rapides
et plus complètes ; d'où, comme conséquence ultime ,
les effets toniques et reconstituants que nous voyons
survenir à la suite de l'usage de l'eau de Balaruc.

CHAPITRE V.

Action thérapeutique de l'eau de Balaruc.

En présence de l'action physiologique de l'eau de Balaruc, objet du chapitre précédent, quel est le principe actif de ces eaux minérales ? L'analyse peut-elle nous le faire connaître ? Peut-on attribuer ses propriétés curatives à la présence des chlorures ? L'action de ces eaux minérales ne résulte-t-elle pas plutôt de la combinaison harmonique de tous les éléments qui entrent dans sa composition ? En comparant l'action physiologique de ces eaux avec celles du chlorure de sodium, tout ce que nous constatons trouve une explication plausible. Je ne nie pas, bien loin de là, l'utilité des autres substances minérales ou gazeuses contenues dans cette eau thermale; mais on peut cependant attribuer la plus grande part, dans les actions physiologique et thérapeutique des eaux de Balaruc, à leur richesse en chlorure de sodium, de magnésium, en sels de cuivre. Les autres principes minéralisateurs sont loin d'être inactifs, et quelque prépondance que nous accordions aux chlorures, nous pensons également que l'on ne doit pas négliger les actions diverses des bromures, des sulfates, des nitrates et des acides qui entrent dans la composition de ces eaux thermales.

Sous l'influence de ces eaux minérales prises en bain, en boisson, etc., etc., nous l'avons vu, le sang devient plus riche par la conservation de ses globules rouges ; la circulation devient plus rapide, les combustions interstitielles plus actives ; ce qui le prouve, c'est l'augmentation des forces radicales. Les fonctions digestives se font avec plus d'harmonie et d'une manière plus complète. De toutes ces actions multiples, il résulte qne les eaux chlorurées sodiques de Balaruc sont toniques et reconstituantes.

Par l'excitation qu'elles impriment à la circulation générale et à celle des organes, elles suractivent les fonctions de ceux-ci, et c'est ainsi que se manifestent ces hypersécrétions si considérables des glandes intestinales. C'est ainsi qu'est obtenu l'effet purgatif de ces eaux thermales. Cet effet purgatif répété devient une cause spoliatrice du torrent circulatoire. C'est par ces effets réunis que se manifeste l'action dépurative et altérante de ces eaux minérales. Enfin, la conséquence de toutes ces actions si complexes est la résolution des divers engorgements glandulaires, viscéraux et articulaires. C'est même cette conséquence qui fait espérer la résolution des caillots sanguins, suite d'apoplexie. Les eaux chlorurées sodiques de Balaruc sont donc : 1° toniques, reconstituantes ; 2° purgatives, altérantes et dépuratives ; 3° résolutives ; 4° elles sont, enfin, stimulantes. Nous allons donc passer en revue, dans autant de paragraphes nécessaires, les diverses affections morbides dans lesquelles les eaux chlorurées sodiques de Balaruc sont indiquées, et dans lesquelles l'usage de ces eaux thermales est en général suivi d'heureux résultats.

I.

DES PARALYSIES.

La caractéristique des eaux de Balaruc est leur efficacité traditionnelle contre les paralysies, c'est à ce point que le Dr Rousset, secrétaire général de l'Académie des Sciences de Montpellier, dans son ouvrage sur les eaux de Balaruc, s'exprime ainsi : « Il n'est personne qui, entendant parler de paralysie, ne pense à Balaruc, comme aussi le nom de Balaruc rappelle l'idée de paralysie ; ces deux mots désormais sont inséparables. »

Ce n'est pas en vertu d'une spécialisation réelle que les eaux chlorurées sodiques s'appliquent utilement aux paralysies, c'est parce que parmi toutes les eaux minérales ce sont celles qui paraissent le mieux s'adapter aux conditions particulières dans lesquelles se présentent habituellement les malades atteints de cette infirmité. Cette observation de MM. Durand Fardel et Le Bret, quoique très-juste en vérité, ne saurait diminuer en rien la réputation séculaire des eaux de Balaruc, dans les cas qui nous occupent.

Au point de vue de leurs relations pathogéniques, les paralysies se distinguent en deux grandes classes :

1° Celles qui sont liées à une altération organique des centres nerveux ; par exemple, les paralysies qui succèdent à l'apoplexie, au ramollissement de l'encéphale ou de la moelle épinière;

2° Celles qui sont sous la dépendance d'un état diathésique, comme le rhumatisme, la syphilis, ou d'un état morbide général, tel que la chlorose, le scorbut, etc., etc.

Nous allons donc, dans deux paragraphes spéciaux, étudier l'action de l'eau de Balaruc au point de vue de ses indications; dans le premier, considérant la paralysie comme un symptôme de lésion organique, nous passerons rapidement en revue l'étiologie et les modifications, soit de siége, soit d'intensité, qu'elle présente. Cette étude nous amènera directement à examiner quelles indications thérapeutiques en peuvent découler. Nous verrons ensuite si les eaux minérales peuvent avoir une action quelconque, soit sur ces causes, soit sur ces manifestations symptomatiques. Il nous sera ensuite facile, en nous appuyant sur l'action physiologique de l'eau de Balaruc, en étudiant les vertus curatives des principaux sels qui entrent dans sa composition, il nous sera facile, dis-je, de voir combien est actif et suivi de succès l'usage de l'eau de cette station thermale.

Après avoir étudié l'action de ces eaux sur les paralysies symptomatiques d'une lésion organique du système nerveux central, nous passerons également en revue les indications que fournissent les paralysies qui sont sous la dépendance soit d'une diathèse, soit d'un état morbide quelconque, et nous verrons ainsi les bons effets que l'on est en droit d'obtenir de l'emploi de l'eau de Balaruc en pareil cas.

§ Iᵉʳ. — PARALYSIE SYMPTOMATIQUE D'UNE LÉSION ORGANIQUE
DU SYSTÈME NERVEUX CENTRAL.

Le traitement de la paralysie par les eaux minérales
s'adresse surtout à celles qui sont la conséquence d'une
hémorrhagie cérébrale. Pour nous rendre un compte
exact de ce qui se passe à la suite de l'usage des eaux
minérales et de celles de Balaruc, en pareil cas, examinons attentivement les causes de ces paralysies.

Sous l'influence de très-nombreuses causes qu'il est
inutile d'énumérer, un vaisseau vient à se rompre dans
le cerveau, il se fait alors un épanchement plus ou
moins considérable de sang. La paralysie, consécutive
à cet épanchement, occupe habituellement le côté
du corps opposé. Il y a quelques rares exceptions,
surtout dans les cas où l'apoplexie se fait dans le cer-
velet. Une infiltration de la partie cérébrale voisine
est la conséquence de cet épanchement. Au bout de
quelque temps, peu long en général, la partie fibri-
neuse et solide du sang extravasé se sépare de la
partie liquide. Par suite d'un travail d'absorption, qui
commence, en général, vers le troisième jour après
l'attaque et va plus ou moins en augmentant, le liquide
infiltre de plus en plus la pulpe cérébrale. Il finit enfin
par disparaître, la partie solide se concrète de plus en
plus pour former une petite masse d'abord noirâtre,
puis rougeâtre, et qui finit par devenir pâle et complétement décolorée. Après un temps plus ou moins long,
et suivant la grosseur du caillot sanguin, un travail

de résorption s'opère qui fait disparaître ce caillot, devenu corps étranger, et la cicatrice, si rien ne s'y oppose, vient terminer la scène morbide. Les parties environnant le foyer hémorrhagique, sous l'influence de mouvements fluxionnaires ou de l'irritation produite par la présence du caillot sanguin, deviennent de plus en plus molles, et c'est ainsi que se forment ces ramollissements plus ou moins étendus qui, d'effet de l'hémorrhagie cérébrale, peuvent devenir cause de nouveaux épanchements.

Quelquefois le caillot sanguin s'enkyste, le ramollisement s'empare d'abord de sa partie centrale pour en envahir peu à peu la masse totale; la résorption se fait ensuite lentement, et les parois du kyste se rapprochent de plus en plus pour se juxtaposer complétement par l'addition d'une quantité plus ou moins grande de tissu cellulaire, qui constitue ainsi une cicatrice plus ou moins épaisse, plus ou moins dure. A la suite d'un pareil désordre dans les centres nerveux, est-il étonnant que les nerfs qui en émergent pour aller porter le mouvement à la périphérie, et ceux qui s'y concentrent pour leur apporter nos diverses sensations, subissent un trouble considérable dans leurs fonctions? La conséquence immédiate de cette lésion organique des centres nerveux, c'est la paralysie. Quand on est en présence d'un pareil symptôme, il faut ordinairement songer à une maladie du cerveau, de la moelle ou des nerfs. Quelquefois cependant, c'est une manifestation d'un trouble fonctionnel. Nous étudierons ces paralysies dans le paragraphe suivant.

La paralysie peut porter sur la motilité, ou sur la
sensibilité, quelquefois sur les deux en même temps,
c'est le cas le plus ordinaire dans les paralysies consécutives aux lésions organiques. Lorsqu'elle occupe
une moitié du corps ou les deux membres inférieurs,
elle est symptomatique d'une lésion matérielle du cerveau ou de la moelle épinière et porte alors le nom de
hémiplégie ou de *paraplégie*. Dans ces divers cas,
elle est plus ou moins complète, plus ou moins subite.

Paralysie du mouvement. — La diminution ou
l'abolition de la motilité, c'est-à-dire de la faculté de
se mouvoir, est le caractère essentiel de la paralysie;
c'est la définition qu'en a donnée Boerhaave et qui est
encore admise de nos jours : *Impotentia mirabilis
exercendi motum.* Malgré la volonté la plus absolue,
malgré l'action des excitants quelquefois les plus énergiques, la fibre musculaire reste immobile. Le membre
paralysé est atteint de mollesse, de flaccidité anor-
males, et cette mollesse et cette flaccidité tendent à
augmenter plus la paralysie devient ancienne. Si le
malade veut fléchir le bras paralysé, il s'épuise en
vains efforts; le membre reste lourd et inerte, il pend
le long du corps, et pour lui imprimer un mouvement
quelconque, il est obligé pour cela de se servir du bras
resté sain. Si l'on applique la main sur la partie antérieure du membre pour constater les contractions du
biceps, on ne sent absolument aucun mouvement
fibrillaire ; le muscle, au lieu de se durcir et de prendre plus de volume, reste flasque et aplati, tellement

qu'on ne se douterait pas de sa présence si on n'avait pas un terme de comparaison sur le membre opposé, et tout cela malgré les efforts les plus violents du malade. On peut dire que, dans ce cas, le membre n'est plus sous l'empire de la volonté. La perte complète du mouvement se reconnaît donc à l'immobilité et au relâchement des muscles paralysés.

La perte du mouvement peut ne pas être aussi complète, le malade peut alors faire exécuter au membre quelques légers mouvements. Dans ce cas, si on applique la main sur le membre atteint de paralysie incomplète, on sent une légère ondulation, une légère augmentation de volume, ou un léger déplacement du muscle, surtout s'il est superficiel.

Les mêmes phénomènes de paralysie du mouvement peuvent se rencontrer, et se rencontrent en même temps aux membres inférieurs. Les malades atteints d'hémiplégie, une fois la période aiguë de la maladie passée, lorsqu'ils veulent se tenir debout, ne le font qu'avec la plus grande difficulté, et encore avec l'aide d'une forte canne ou d'un solide appui; s'ils marchent, ils traînent la jambe impotente, en lui faisant décrire sur le sol un demi cercle dont le rayon tend à diminuer de plus en plus en avançant dans la convalescence. Ils ne peuvent fléchir le membre, qui leur paraît alors trop long; ils ne peuvent soulever la pointe du pied, qui n'abandonne jamais le sol, et c'est là une cause assez fréquente de chute.

Paralysie de la sensibilité. — La sensibilité est

souvent abolie dans les membres paralysés, quelquefois elle n'est que diminuée. Dans certains cas, qui ne
sont point rares, elle reste intacte, quoique la motilité
soit abolie. Elle peut être générale ou partielle, complète ou incomplète. Si la paralysie est complète, la
peau seule n'est point insensible, mais les parties profondes, les muscles le sont également; on peut alors
impunément pincer, piquer, enfoncer même des
aiguilles dans les membres, sans que le malade témoi-
gne de la douleur par des mouvements instinctifs pour
fuir l'instrument qui le blesse. Si la paralysie est
incomplète, le malade a conscience, il sent la douleur
occasionnée par l'enfoncement d'une aiguille à travers
les tissus. Il est bien rare que la paralysie générale
de la sensibilité persiste longtemps, la mort ne tarde
pas à enlever les sujets. La sensibilité peut rester
intacte dans un membre absolument privé du mouvement; ces cas ne sont pas rares. Elle peut n'occuper
que quelques faisceaux musculaires, ou que des por-
tions limitées de la peau, mais ce n'est pas le cas habituel dans les paralysies suites d'une lésion organique des centres nerveux.

La perte de la sensibilité accompagnant la plupart
du temps l'abolition du mouvement dans les muscles
de la vie de nutrition, j'ai cru devoir, pour éviter du
reste des répétitions, réunir dans un même paragraphe tout ce qui concerne les paralysies des organes.
Pas plus que les muscles de la vie de relation, les
muscles de la vie de nutrition ne sont à l'abri des
paralysies. Les organes sont atteints dans leur sen-

sibilité et leur motilité ; les paralysies de l'œsophage , de la vessie et du rectum ne sont point chose rare , mais ce n'est que lorsqu'elles ne sont qu'incomplètes qu'elles sont passibles d'un traitement par les eaux minérales. Ne voit-on pas chez certains paralytiques les difficultés qu'ils ont pour la déglutition des liqui- des? En général , les muscles de la vie de nutrition étant presque toujours disposés autour d'organes creux, on s'aperçoit facilement qu'ils sont paralysés lorsque les matières solides ou liquides qu'ils contiennent sont retenues pendant un temps insolite , ou rejetées pré- maturément.

Ne voit-on pas, en effet , à la suite d'une attaque de paralysie, ces constipations opiniâtres , ces réten- tions d'urine que l'on est obligé de combattre par des sondages fréquents , ou bien , au contraire , ces diar- rhées ou ces incontinences d'urine qui font le déses- poir des malades qui en sont atteints. La langue est souvent frappée de paralysie ; sa sensibilité spéciale est souvent diminuée , et même complétement abolie. Les malades ne reconnaissent aucun goût à leurs ali- ments , n'ont pas la sensation du chaud et du froid , et il arriverait de très-graves accidents de brûlures si les personnes qui les accompagnent n'y prenaient pas garde. Elle est également gênée dans ses mouve- ments de déglutition et de phonation. Les malades ne peuvent articuler aucun son , ils ne peuvent quelque- fois se faire comprendre, malgré tous les efforts qu'ils puissent faire. S'ils veulent sortir la langue de la bou- che , ils sont obligés quelquefois de faire de violents

efforts, l'organe dépasse l'arcade dentaire et les gen-
cives, tout en tremblotant, et sa pointe est déviée à
droite ou à gauche, selon le siége du foyer apoplectique. Quelquefois elle est déviée du côté paralysé.
Les muscles des joues sont également atteints dans
leur sensibilité et leur motilité ; les traits sont déviés ;
ce symptôme est surtout apparent sur les muscles
orbiculaires des lèvres ; un côté de la face n'agissant
plus, les muscles similaires du côté opposé, conti-
tinuant à fontionner et ne trouvant pas de résistance,
entraînent la bouche de leur côté. Que de difficultés ne
rencontre pas le paralytique dans l'action de siffler ou
de souffler une bougie, par exemple ! La surdité et
l'amaurose peuvent, enfin, être les conséquences d'une
attaque de paralysie.

De même que l'hémorrhagie cérébrale donne naissance à un appareil symptomatique si compliqué, dont
nous venons de donner les principaux caractères, de
même les paralysies entraînent à leur suite des modifications, soit dans la vitalité, soit dans la nutrition
des organes qui en sont atteints.

Nous allons rapidement décrire les troubles de la
circulation et de la nutrition qui viennent compliquer
la scène morbide ; il faudra en tenir compte, en effet,
lorsque nous poserons les indications thérapeutiques
que réclament les paralysies.

Température. — Lorsque la paralysie date depuis
déjà longtemps, la température du membre malade
paraît être moins élevée que celle du membre sain ;

cette opinion n'est pas universellement admise. Depuis déjà bien longtemps, on a étudié la marche de la température dans les paralysies; Boerhaave pense qu'elle peut rester stationnaire, et semble faire de son abaissement une complication fâcheuse. Après lui Abercrombi, Frank, Tood et les médecins contemporains ont continué ces études thermométriques, si en honneur de nos jours, et les résultats ont varié d'après les expérimentateurs. Cependant la plupart constatent une diminution de chaleur dans le membre impotent. On comprend aisément que cette déperdition de calorique doive être très-facile dans un membre qui ne peut se soustraire rapidement aux causes de refroidissement. Les malades eux-mêmes accusent la facilité avec laquelle ils se refroidissent, et toutes les difficultés qu'ils éprouvent à se réchauffer.

Troubles de la circulation et de la nutrition. — La circulation artérielle paraît languissante lorsque la paralysie n'est pas de date récente. Si on explore le pouls, on sent que les pulsations sont moins fréquentes; l'ondée sanguine frappe moins fort le doigt explorateur; le pouls est moins fréquent et moins vibrant sous la pression; tout annonce une décroissance dans l'intensité de la circulation.

Pour que la nutrition des parties à travers lesquelles circule le sang puisse se faire d'une manière normale, l'influx nerveux est indispensable à l'extrémité capillaire des vaisseaux; or, si par l'effet de la paralysie cet influx nerveux vient à manquer, on comprendra

facilement que la nutrition doive souffrir d'un pareil
état morbide. L'atrophie plus ou moins complète des
muscles est un effet à peu près constant de la paralysie. Tout le monde connaît les effets de l'immobilité
trop prolongée : la dégénérescence graisseuse en est
la conséquence. Les muscles deviennent flasques,
s'amincissent jusqu'à n'avoir que l'aspect d'une mem-
brane ou d'un cordon fibreux ; la matière colorante
se résorbe, et l'on a peine à reconnaître la structure
musculaire. La graisse se sécrète en grande abondance, et finit par prendre la place de la fibre musculaire; il y a alors ce que l'on est convenu d'appeler
atrophie musculaire avec dégénérescence graisseuse.

Quelquefois, sous l'influence d'une paralysie prolongée, les membres s'œdèmatient et sont le siège
de douleurs quelquefois très-vives ; les muscles se
rétractent et donnent naissance à de nouveaux symptômes, que nous allons passer rapidement en revue
dans le paragraphe suivant. Lorsque la paralysie ne
porte que sur la sensibilité, ces troubles de circulation, de nutrition, sont bien moins prononcés, ce qui
prouve que le mouvement joue le principal rôle dans
les actes de la nutrition en général.

Contractures. — Les attaques de paralysie sont
très-souvent accompagnées de contractures. Quelquefois ce symptôme apparaît dès le moment même de
l'attaque d'apoplexie et se prolonge plus ou moins de
temps, c'est ce que les auteurs appellent *la contracture précoce;* quelquefois, au contraire, elles appa-

raissent plusieurs semaines après l'accident, c'est la contracture *tardive*. Nous .ne nous occuperons pas de la contracture qui précède quelquefois la flaccidité musculaire ou qui suit la résolution des muscles dans tout le côté frappé de paralysie et qui accompagne l'ictus apoplectique, cette complication apparaissant dans un moment où la médication thermale ne peut être employée.

La contracture, nous dit le Dr Straus (1), est une contraction tonique, *persistante* et involontaire d'un ou de plusieurs muscles. Les muscles de la vie de relation et de la vie de nutrition peuvent en être également le siège. M. le Dr Bouchard (2) en a donné, dans les *Archives générales de médecine,* un si remarquable tableau clinique, que je ne puis mieux faire que de le mettre sous les yeux du lecteur. Si l'on examine un hémiplégique, nous dit-il (quelle que soit la cause de la maladie, ramollissement ou hémorrhagie cérébrale), un ou deux mois après le début des accidents, on constate que la flaccidité complète des membres paralysés a fait place à un état nouveau, la contracture. Elle survient presque fatalement dans toute hémiplégie ancienne et persistante. Elle débute habituellement par le membre le plus paralysé, le membre supérieur, et ce sont les muscles de l'avant-bras qui en sont d'abord le siège. Les doigts se fléchissent ainsi que le poignet, l'avant-bras se met en pronation

(1) *Des Contractures.* — Thèse d'agrégation. Paris, 1875.
(2) *Des Dégénérations secondaires de la moelle épinière.* 1866.

6

et se fléchit sur le bras ; en même temps l'humérus se rapproche du tronc, et le membre supérieur offre une attitude comparable à celle d'un bras maintenu en écharpe. Quelquefois, au contraire, le coude est étendu, l'avant-bras habituellement en pronation, la main fléchie à angle droit, les doigts repliés dans la main ; le membre supérieur en entier est placé en rotation en dehors.

Le membre inférieur peut se prendre plus tard, et à un degré moins prononcé. Les articulations de la hanche et du genou sont quelquefois fléchies, mais le plus souvent elles sont dans l'extension. Le pied est habituellement étendu sur la jambe, presque toujours la pointe en bas et le talon en haut ; quelquefois, mais très-rarement, la pointe en haut et le talon en bas, et les orteils sont fléchis sur la plante du pied. Il serait trop long d'énumérer ici les causes de ce symptôme, cependant on le rencontre habituellement dans les cas où la paralysie s'accompagne de phénomènes d'irritation ou d'inflammation, ou bien à la suite d'une paralysie ancienne avec atrophie musculaire.

Avant de poser les indications que réclame un consensus si complexe de symptômes, étudions d'abord les rapports qu'ils ont entre eux.

Les phénomènes symptomatiques de la paralysie sont directement liés au siége de la lésion cérébrale. C'est ainsi que nous voyons toutes ces variétés dans les manifestations. Tantôt la sensibilité fait tous les frais de la maladie, ce cas est très-rare. Tantôt, c'est le cas le plus habituel, perte absolue du mouvement avec conservation ou simple diminution de la sensibilité. Tantôt c'est la face qui est atteinte d'un côté ; l'œil, la langue, d'autres fois, sont les organes dont la paralysie peut être complète. Les paralysies étant la conséquence de la déchirure cérébrale, bien entendu dans les cas qui nous occupent, les symptômes varient d'après le siége de la déchirure, d'après les fonctions de la partie cérébrale atteinte.

L'intensité et la durée des symptômes sont également sous l'influence de l'étendue de la lésion cérébrale. Plus le foyer apoplectique sera considérable, plus il occupera des parties les plus utiles à la vie, plus l'intensité de l'appareil symptomatique sera complexe, plus la paralysie sera complète. Au fur et à mesure que le foyer apoplectique, soit spontanément, soit sous l'influence d'un traitement bien ordonné, soit enfin sous l'influence d'un temps plus ou moins long, vient à diminuer, nous voyons les symptômes diminuer de plus en plus. D'après des autopsies faites plus tard chez des personnes autrefois paralysées et guéries des suites de l'apoplexie, on a trouvé les cicatrices complétement formées. Il est incontestable aussi que, si le foyer est considérable, la résorption du caillot sanguin sera beaucoup plus longue. Les phénomènes d'inflammation nécessaires à la cicatrisation, étant plus intenses, pourront donner lieu à un ramollissement plus ou moins étendu.

On voit donc que la paralysie n'est que la conséquence de la lésion de l'encéphale, de la déchirure ou d'une forte hypérémie de la pulpe cérébrale. Si la lésion primitive est de peu d'importance, si la cicatrisation se fait rapidement, la paralysie disparaît vite ; mais, dans le cas contraire, la paralysie, d'effet de la lésion cérébrale, devient cause de nouveaux symptômes.

Tout ce qui précède s'applique également aux paralysies suites de lésion organique de la moelle épinière : ainsi, par exemple, aux myélites chroniques, suite de chute ou de coups violents portés sur l'épine dorsale.

Indications thérapeutiques. — Les indications thérapeutiques que réclament les paralysies symptomatiques d'une lésion cérébrale se rattachent à plusieurs chefs. Les unes sont dirigées contre le phénomène initial, la lésion organique ; les autres contre les symptômes qui en sont les conséquences immédiates, la paralysie ; les autres, enfin, contre les symptômes qui n'en sont que les conséquences médiates, c'est-à-dire l'atrophie musculaire, la dégénérescence graisseuse, la contracture.

La première indication thérapeutique s'adresse à la lésion initiale, au foyer apoplectique, qui tient toute la symptomatologie sous sa dépendance. Pour que la cicatrisation de la déchirure cérébrale se fasse, il faut nécessairement un certain degré d'inflammation, sans lequel tout travail réparateur est impossible. Il faut donc, tout en combattant l'afflux sanguin qui se fait dans la partie lésée du cerveau, il faut surtout le modérer, il faut le maintenir dans de justes limites.

C'est ainsi que, pendant les premiers jours qui suivent l'accident, après la saignée préconisée par les uns, combattue par Trousseau comme inutile, mais heureusement pratiquée chez certains sujets pléthoriques, on emploie les purgatifs. Ce traitement de la première heure est encore indiqué alors que tout annonce un commencement de réparation dans le cerveau. C'est, du reste, celui qui est employé pendant presque tout le temps que durent les symptômes de paralysie, seulement à des degrés divers, et c'est le seul qui donne quelques succès.

En suivant cette dernière méthode, nous avons à notre disposition un médicament à double effet : 1° il agit comme dérivatif; 2° il favorise la résorption de l'épanchement cérébral, en affamant les vaisseaux par les spoliations successives qu'il fait subir à la masse du sang.

Par son action irritante sur le tube digestif, le purgatif surexcite la sécrétion des innombrables glandes de l'intestin ; pour arriver à ce résultat, il se fait un afflux sanguin très-considérable dans la circulation intestinale; les vaisseaux hémorroïdaux se congestionnent quelquefois, et c'est un cas très-heureux ; cette congestion se fait au détriment des vaisseaux céphaliques, et nul doute que, si ce moyen thérapeutique est employé d'une manière méthodique, l'on arrive à un bon résultat. En un mot, on diminuera les chances de congestion céphalique, ou du moins on la modèrera, en laissant dans la partie lésée une circulation assez active pour terminer la cicatrisation. C'est là l'action dérivative que l'on cherche.

Mais là ne se bornent pas les bons effets du purgatif dans le cas qui nous occupe ; en suractivant les fonctions des glandes intestinales, la sérosité sécrétée sera puisée dans la masse du sang ; le liquide qui circulera dans les vaisseaux sera moins considérable ; la tension intravasculaire sera diminuée ; l'on éloignera ainsi les causes d'un nouveau raptus vers le cerveau. C'est ce que j'appelle l'action spoliatrice, et qui rend de très-grands services. Mais pour arriver à cette action spoliatrice, la sécrétion exagérée des glandes intestinales, en tirant du sang une grande quantité de sérosité, affamera les vaisseaux. Nous ne devons pas ignorer que dès que la masse de sang qui circule dans le système artériel vient à diminuer, cette portion est vite remplacée par les liquides de l'organisme. Une conséquence heureuse de ce fait, c'est l'accélération de la circulation interstitielle des organes ; et enfin, comme conséquence ultime, la résorption du caillot sanguin se fera d'une manière plus énergique, et la cause primordiale de la paralysie tendra de plus en plus à disparaître. On voit donc que nous avons un moyen très-énergique pour combattre la lésion céphalique ; l'action des purgatifs est indéniable.

La médication purgative remplit donc la première indication thérapeutique ; elle agit directement sur la lésion de l'encéphale, mais elle n'est point exempte de dangers, il faut l'employer avec de grandes précautions, surtout dès le début. Il faut modérer son action irritante sur l'intestin, car si on l'exagérait, ne pensant qu'aux bons effets qu'on en peut obtenir, on pourrait, par action réflexe, donner naissance à un nouveau raptus sanguin vers le cerveau. Le ramollissement qui entoure la partie lésée, mais en voie de cicatrisation, le mauvais état des vaisseaux sanguins, dans certains cas, favoriseraient un nouvel épanchement de sang. Pour éviter ces rechutes, nous avons donné, dans le chapitre III, les conseils nécessaires pour faire un bon usage des eaux de Balaruc.

Deuxième indication thérapeutique. — Nous avons déjà vu que l'intensité de la paralysie était en raison directe avec l'étendue du foyer apoplectique; or, si par la médication purgative nous diminuons l'étendue de la lésion primordiale de la paralysie, celle-ci devra suivre également une marche décroissante; c'est ce qui arrive dans la plupart des cas. Il arrive quelquefois que, dès le début de la paralysie, les fonctions ont été si profondément troublées que, malgré la cicatrisation du foyer apoplectique, elles ne se relèvent que d'une manière très-incomplète, et que l'on est obligé surtout d'agir directement sur elles pour leur rendre tout ce qu'il est possible de leur faire récupérer. C'est surtout dans ces cas que le traitement par les eaux minérales est puissant, et l'on peut croire que la somme de torpeur qu'aura laissée après elle une apoplexie, soit dans l'action cérébrale elle-même, soit dans les nerfs considérés comme agents de transmission, soit enfin dans les muscles et dans l'épanouissement du système nerveux, cédera complétement à l'usage de ce moyen énergique.

Vouloir, pour guérir une paralysie, ne s'adresser qu'au symptôme lui-même, c'est s'exposer à de graves mécomptes, bien plus à de très-grands dangers. Que prouve, en effet, l'anesthésie et la perte de la motilité dans un membre, si ce n'est que, sous l'influence de la déchirure cérébrale, il s'est opéré une solution de continuité entre les nerfs qui vont s'épanouir dans les membres paralysés et le centre nerveux. Si la cicatrisation de cette déchirure est longue à se faire, les nerfs resteront longtemps lésés dans leurs fonctions ; ils resteront peut-être, même la cicatrice terminée, mauvais conducteurs de l'influx nerveux ; les muscles auront perdu l'habitude de se contracter, et si ces phénomènes persistent, de graves lésions de structure apparaîtront, qui rendront impossible la moindre contraction fibrillaire. Il serait donc illusoire de s'adresser à la paralysie d'une manière directe et spéciale. Il faut remonter à la cause. Non-seulement ce serait une méthode illusoire, mais même dangereuse, surtout si on l'appliquait dès les premiers jours. Quels sont les moyens les plus propres à exciter les contractions musculaires et rendre aux membres paralysés l'intégrité de leurs fonctions ? Ce sont des moyens stimulants plus ou moins énergiques, tels que la noix vomique, la strychnine, l'électricité, etc., etc. Ces divers médicaments, par leur action directe sur le système nerveux en général et sur l'épanouissement des nerfs, excitent leur pouvoir moteur, les contractions musculaires en sont la conséquence. Les muscles des vaisseaux sanguins ne restent point étrangers à cette action, et la circulation devient plus active, la nutrition se fait dans de meilleures conditions et la vie paraît revenir. Cette médication, qui remplit bien la deuxième indication pour le traitement des paralysies, ne peut pas être employée seule et surtout dès le début des accidents.

L'excitation produite à cette époque de la maladie pourrait donner naissance à une excitation réflexe qui pourrait amener un raptus du côté du cerveau, la paralysie pourrait être aggravée par une seconde hémorrhagie cérébrale, occasionnée par le traitement. Tout le monde connaît, en effet, la mobilité des mouvements fluxionnaires et leur disposition à se porter vers le cerveau, chez les paralytiques. Ce n'est que lorsqu'il s'est écoulé quelque temps depuis le début de la maladie, lorsqu'on voit que les phénomènes paralytiques ne font point de progrès vers la guérison en rapport avec la cicatrisation probable du foyer apoplectique, qu'il faut employer la médication stimulante, lentement, et surtout lorsqu'on a déjà fait usage de la médication purgative et révulsive.

L'immobilité, bien plus que l'anesthésie, étant une des principales causes de l'atrophie musculaire, de la dégénérescence graisseuse, on comprendra que, par la stimulation, on puisse s'opposer avec succès à l'invasion de ces lésions de texture, en activant la nutrition, la vitalité et le mouvement des membres paralysés.

Les indications thérapeutiques que réclament les paralysies peuvent être réunies sous deux chefs principaux : 1º il faut, par une médication révulsive,

modérément conduite, détourner les mouvements
fluxionnnaires qui pourraient survenir vers la tête,
diminuer la tension artérielle, amener la résorption
du caillot, cause de la paralysie, en affamant les
vaisseaux par des spoliations successives, opérées sur
la masse du sang.

2° Il faut, par une action légèrement stimulante,
attaquer les fonctions elles-mêmes, qui sont profondément troublées et qui ne sortent que très-lentement
de la torpeur dans laquelle les a plongées la rupture
cérébrale survenue après l'hémorrhagie primitive.

Les eaux chlorurées sodiques sont les mieux indiquées dans ces cas, non point en vertu d'une spécialisation réelle, mais parce qu'elles remplissent parfaitement le but que l'on se propose d'atteindre.

Balaruc tient le premier rang dans cette classe
d'eaux minérales, et elle le doit à ses propriétés purgatives et stimulantes. Cette dernière action, tout en
s'adressant énergiquement à la périphérie, réagit très-
peu sur le centre nerveux. Elle le doit aussi à ses
propriétés résolutives, qui sont la conséquence de la
suractivité vitale qu'elle fait naître. C'est une source
des plus richement minéralisées ; elle est fortement
salée, magnésienne et cuivreuse ; il est facile de s'expliquer ses effets purgatifs. Si l'on peut, en général,
préjuger l'action thérapeutique d'une eau minérale par
la nature des principes qui entrent dans sa constitution,
il s'en faut que cette notion soit suffisante pour préciser les cas dans lesquels on doit en faire usage. On
doit se rappeler, en effet, que nos procédés d'analyse

retirent les principes minéralisateurs, non à l'état de
composition, mais bien à l'état d'isolement, et que ce
n'est que par un calcul purement hypothétique que
nous sommes obligés de reconstituer les acides et les
bases, puis les combinaisons que ceux-ci sont déjà
supposés former entre eux. Nos moyens d'analyse,
quelque précis qu'ils soient, n'ont pas encore atteint
le dernier degré de perfection, et rien ne prouve que
les progrès de la science ne nous révèleront point un
jour les causes de quelques effets thérapeutiques non
encore expliqués.

L'expérience clinique est ici d'accord avec les connaissances chimiques que nous a fournies l'analyse.
Depuis bien longtemps déjà, l'eau de Balaruc est
réputée pour ses effets purgatifs, dans les maladies des
centres nerveux, et ses bons effets thérapeutiques
connus ont précédé de bien longtemps nos connaissances chimiques. Mais si l'on est d'accord sur l'efficacité de l'eau de Balaruc contre les paralysies, l'époque de la maladie pendant laquelle on doit faire usage
de cette eau a été le sujet de nombreuses controver-
ses. Cette question fut vivement discutée en 1856, au
sein de la Société d'hydrologie médicale de Paris.
Dans cette mémorable discussion, MM. Régnault,
Caillat, tous deux médecins à Bourbon-l'Archambault;
M. Le Bret, ancien inspecteur de Balaruc, sont
d'avis que la guérison est d'autant plus certaine que
la médication par les eaux chlorurées sodiques est
appliquée à une époque plus rapprochée de l'accident,
sans tenir compte de la constitution du sujet, de l'in-

tensité de la maladie , des complications qu'elle peut présenter. L'action résolutive de l'eau minérale , disent-ils , se montrera bien plus vite , et sera bien plus efficace sur un caillot sanguin qui ressemble à de la gelée , que sur un caillot organisé et enkysté. D'autres praticiens plus prudents , et entre autres MM. les Drs Renard , alors inspecteur des eaux de Bourbonne ; Villaret , médecin attaché à l'hôpital militaire de la même station balnéaire, sont d'avis d'attendre que toute manifestation de congestion active soit passée. Il y a danger, disent-ils , dans l'emploi prématuré des eaux chlorurées sodiques.

Nous rapprochant de l'opinion de MM. Renard et Villaret, nous pensons que si le malade se rend à Balaruc dès qu'il peut entreprendre le voyage, c'est-à-dire très-peu de temps après le début des accidents, nous pensons que, dans certains cas inhérents aux sujets, la stimulation pourrait être trop active, et qu'il pourrait être difficile de la modérer. Vu la mobilité des mouvements fluxionnaires et leur instabilité, nous craindrions que la susceptibilité nerveuse fût trop vivement impressionnée par le traitement , même le plus simple, et nous craindrions enfin que, par action réflexe , il se formât un nouveau raptus vers le cerveau. Nous pensons que l'on ne doit faire usage de l'eau de Balaruc que lorsque les symptômes de paralysie paraissent diminuer. Les symptômes suivent la même marche rétrograde que la lésion ; si la sensibilité revient, si quelques mouvements réapparaissent dans un membre paralysé, on doit en conclure que la lésion centrale diminue d'étendue, que la cicatrisation se fait. Dans ce cas, l'usage de l'eau de Balaruc sera suivi de succès. Par ce moyen on viendra en aide au travail réparateur, s'il ne peut s'accomplir en entier par les seuls efforts de la nature. L'inflammation adhésive, indispensable au travail cicatriciel, sera maintenue dans de justes limites par l'effet dérivatif du traitement, et les mouvements fluxionnaires vers le cerveau, si fréquents alors, seront détournés. Le moment où la médication par les eaux de Balaruc sera jugée nécessaire, variera d'après les conditions spéciales au sujet, et d'après l'étendue et le siége de la lésion ; mais on peut dire qu'en général le moment le plus opportun est du quatrième au sixième mois du début de l'accident. Rien d'absolu cependant, et encore faudra-t-il dans ces cas user des plus grands ménagements, employer le traitement le plus doux, celui dont les phénomènes réactifs sont le moins à craindre.

§ II. — Paralysies symptomatiques d'une diathèse ou d'un état dyscrasique du sang.

Si la médication par les eaux de Balaruc revendique à bon droit la cure des paralysies suites d'apoplexie du cerveau ou de la moelle, il ne faut pas croire qu'elle soit inefficace contre les affections paralytiques du *système nerveux*. Ainsi les paralysies par *asthénie locale* ou générale, celles qui sont sous la dépendance d'une altération morbide de la crase du sang et dites pour

cela paralysies *dyscrasiques*, celles qui sont la conséquence d'une *intoxication* saturnine, alcoolique ou
autres, enfin tous les cas morbides qui ne sont pas
bien déterminés et que l'on comprend sous le nom
générique de *paralysie fonctionnelle*, sont traités
avec succès par les eaux de Balaruc. L'action de ces
eaux est ici bien moins incontestable que dans les cas
de paralysies suites d'apoplexie, elle peut être partagée,
suivant les individus, par des eaux minérales n'appar-
tenant pas à la même classe.

Il est des cas où la paralysie ne peut se rattacher à
aucune altération anatomique appréciable et qui con-
tre-indiquent la prescription des eaux chlorurées actives
de Balaruc. Par là nous entendons la paralysie hysté-
rique et, d'une façon générale, toutes celles dans lesquelles l'état névropathique prédomine (1).

Les nerfs ne sont point à l'abri des atteintes de
l'affection rhumatismale. Dans certains cas, la nature
même de l'affection est manifeste par l'alternance des
localisations sur le système nerveux ou sur les articulations. En général, c'est le froid qui est la cause de
ces paralysies, voilà pourquoi on les appelle *a frigore ;* elles ne présentent rien de spécial ni de remarquable. Elles apparaissent quelquefois dans un membre
ou dans un organe à la suite de névralgies rhumatismales longtemps persistantes ; on dirait que, par la
multiplicité des atteintes de cette diathèse dans la
même région, le système nerveux a perdu ses pro-

(1) LE BRET. — *Dictionnaire général des eaux minérales*, p. 214.

priétés motrices et qu'il est devenu mauvais conduc-
teur de l'influx nerveux. Quelquefois, au contraire,
elles apparaissent subitement sous l'influence d'un violent refroidissement. On n'est point d'accord à savoir
si ces symptômes sont purement fonctionnels ou s'ils
sont la conséquence d'une altération morbide. Nous
ne devons point chercher ici à discuter les raisons que
l'on a fait valoir en faveur de chacune de ces deux
opinions ; nous ne pouvons que constater que ces paralysies, de nature rhumatismale, sont plus rares qu'on
ne le croit ordinairement et sont très-souvent guéries
par les eaux thermales.

La syphilis peut porter également son action sur
les diverses parties qui composent le système nerveux, et peut produire toutes les variétés des affections nerveuses, depuis la simple névralgie jusqu'à la
paralysie la plus complète de la sensibilité et de la
motilité. Dans les périodes secondaires et tertiaires de
la syphilis, nous trouvons des névralgies de toute
espèce, des troubles de la sensibilité, des hypéres-
thésies, des analgésies.

Ces différents troubles sont quelquefois symptomatiques d'une compression produite par une gomme ou
une exostose ; mais, dans certains cas, ces troubles
de la sensibilité sont complétement dynamiques, sans
altération appréciable. Lorsque, sous l'influence de la
diathèse syphilitique, la sensibilité est atteinte et
surtout diminuée, il est extrêmement rare qu'il n'en
soit pas en même temps de même de la motilité.
Quoi qu'il en soit, les paralysies syphilitiques sont

fréquentes, les unes sont symptomatiques, soit d'un épanchement, soit d'un exsudat dans les centres nerveux, ce sont les plus nombreuses; les autres sont simplement dynamiques ou sans lésion apparente. Comme pour les paralysies rhumatismales, les symptômes des paralysies syphilitiques n'ont rien de spécial, il faut, pour arriver à un diagnostic certain, se baser sur les antécédents et sur les phénomènes concomitants.

Paralysies par intoxication. — L'étude des substances toxiques nous a fait connaître la pathogénie de bien des affections attribuées autrefois à des causes que la science actuelle refuse d'admettre. Ainsi, tout le monde sait à quels accidents de coliques et de paralysies sont sujets les ouvriers qui se servent des sels de plomb? Les peintres en bâtiments, qui respirent pendant longtemps un air surchargé de mollécules de ces sels, sont atteints des mêmes affections morbides. Les sujets qui sont dans l'habitude de boire outre mesure, les ivrognes de profession sont victimes d'une intoxication par l'alcool, caractérisée dès le début par un tremblement des extrémités, auquel succède bientôt la faiblesse des membres et enfin leur paralysie plus ou moins complète. Les causes de ces paralysies ont été parfaitement étudiées de nos jours, et l'accord est à peu près complet entre les observateurs sur l'action délétère de ces poisons. M. Lancereaux a prétendu que, dans la paralysie saturnine, il y avait une altération dans la structure des nerfs; cette opinion est restée isolée et n'a pas été admise; car, lorsque la paralysie se généralise, il faudrait aussi admettre que la lésion de structure se généralise, ce qui est loin d'être vrai. On préfère admettre, qu'au contact d'un sang altéré par un poison quelconque, la substance nerveuse a perdu la propriété de transmettre l'influx nerveux.

Paralysies par altération morbide du sang. — Il n'est pas de praticien qui n'ait observé des troubles du mouvement ou de la sensibilité après de longues et abondantes pertes de sang, provoquées par des lésions organiques de l'utérus, par exemple, ou à la suite d'accouchements laborieux ou de quelque autre opération chirurgicale. L'influence du sang sur le système nerveux a de tout temps été reconnue. *Sanguis moderator nervorum*, a dit le Père de la médecine, et cet aphorisme est encore vrai de nos jours. Dans la chlorose, le sang, ne possédant plus ses qualités physiques et chimiques normales, voit son influence diminuer, et de là l'apparition de tous ces phénomènes nerveux, dont le nombre n'a d'égal que leur variété et leur bizarrerie. Les globules rouges diminuent de nombre, le fer qu'ils contiennnent, diminue également, et l'eau du sérum augmente en proportion. Les conséquences de cette modification sont l'asthénie générale et certains troubles dans les synergies nerveuses. On dirait que ce système est excité d'une manière incomplète, ou est excité par un sang trop faible et qui n'a pas assez d'action sur lui; apparaît alors l'anesthésie portant sur la sensibilité (analgésie) ou bien sur la motilité, et nous trouvons alors chez les malades

7

tous les symptômes d'un affaiblissement musculaire prononcé, des paralysies partielles ou générales.

Indications thérapeutiques. — Quelles sont les indications que réclament toutes ces espèces de paralysies dont la pathogénie est si différente? On peut dire que les unes sont spéciales à certains cas, ainsi, par exemple, aux paralysies suites de chlorose et du scorbut, et que les autres sont communes à toutes les espèces de paralysies dont venons d'esquisser la pathogénie. Ainsi l'on peut dire que dans toutes paralysies, qu'elles soient la conséquence d'une diathèse rhumatismale ou syphilitique, ou bien d'une intoxication par les sels de plomb ou par l'alcool, il faut : 1° épurer l'économie, 2° l'exciter pour activer l'épuration et les fonctions nerveuses. C'est donc là une indication commune à toutes ces paralysies, sauf à celles qui sont une conséquence d'un état morbide, tels que la chlorose, le scorbut. Ne voyons-nous pas, en effet, ces lésions, soit fonctionnelles, soit effet d'une altération morbide, n'être que la conséquence de l'intoxication par un virus, comme dans la syphilis, ou bien d'un poison, tel que les sels plombiques ou l'alcool absorbés en trop grande quantité?

En même temps, il est un fait digne de remarque, c'est que ces troubles de la sensibilité et de la motilité n'apparaissent, en général, que lorsque la diathèse ou le poison morbide ou autre a pris droit de cité dans l'économie depuis déjà un certain temps. Il est bien rare que ces symptômes apparaissent comme phénomènes de début d'une affection diathésique ou d'une intoxication.

Quelle est alors la conséquence de la présence prolongée de cet ennemi, diathèse ou poison, dans l'économie? C'est l'affaiblissement en général. Cet affaiblissement est aussi augmenté par l'action dépurative de la médication. Ne faut-il pas purger plusieurs fois, pendant les traitements plus ou moins longs que l'on fait suivre aux syphilitiques et aux rhumatisants? On peut donc dire que pour les paralysies suites d'une diathèse rhumatismale, syphilitique, ou bien suites d'une intoxication par l'alcool ou les sels de plomb, il faut : 1° épurer le sang, 2° fortifier, en général, l'économie et la stimuler en même temps.

Pour les paralysies de nature chlorotique ou scorbutique, il n'y a pas d'épuration à obtenir, il faut tonifier, il faut reconstituer l'économie et rendre au sang sa richesse en globules et sa plasticité normales.

L'eau de Balaruc ne remplit-elle pas ces diverses indications par sa thermalité et sa minéralisation? Par les purgations fréquentes, et dont on pourra cependant modérer l'intensité, n'est-on pas en droit d'obtenir une épuration du sang par les spoliations successives qu'on lui fait subir? En même temps, ne pourra-t-on pas, par l'emploi méthodique de l'eau à l'extérieur, stimuler les fonctions du système nerveux un instant engourdies? Cette stimulation de locale et périphérique deviendra générale, et les fonctions reprendront leur activité primitive. Pour les paralysies, suites de chlorose, pour ces troubles de la sensibilité et de la

contractilité que l'on trouve dans la troisième période
du scorbut (1), la principale indication est de tonifier
l'économie. L'eau de Balaruc, à très-petite dose, rem-
plira cette indication primordiale, et, par sa légère
stimulation locale et générale, suractivera les fonctions assimilatrices; le sang, en retrouvant sa plasticité normale, calmera les troubles du système nerveux,
dont il redeviendra le modérateur, et l'équilibre, un
instant rompu au détriment du système sanguin, sera
rétabli. On sait que la santé parfaite coïncide avec
l'équilibre parfait de ces deux systèmes.

II.

ATROPHIE MUSCULAIRE PROGRESSIVE.

A la suite de l'immobilité prolongée suite de paralysie, ou bien aussi à la suite d'une fluxion rhumatismale qui s'est localisée sur un groupe musculaire,
ou sur le nerf principal d'un membre, par exemple,
nous avons vu des troubles de nutrition survenir dans
le tissu musculaire. Celui-ci, perdant les caractères qui
lui sont propres, se décolorait, diminuait de volume.
La conséquence de ce trouble dans la texture du muscle provenait d'un vice de nutrition. Les mouvements
perdaient de leur facilité, de leur régularité, et les
membres qui en étaient atteints perdaient une partie

(1) Voir le remarquable travail de M. le Dʳ Le Bret : *Mémoire sur
le scorbut de l'armée d'Orient, observé et traité à l'hôpital thermal de
Balaruc. — Annales de la Société d'hydrologie médicale de Paris,* 1857,

de leur motilité. C'est ce que les auteurs appéllent l'atrophie musculaire. Ces mêmes phénomènes apparaissent non-seulement dans le tissu musculaire, mais encore dans toutes les parties du corps soumises à un repos plus ou moins absolu, plus ou moins prolongé. Nous avons vu les bons effets que l'on obtient des eaux chlorurées sodiques en général, et de celle de Balaruc en particulier, tant à cause de son action stimulante générale, que de son action tonique reconstituante et de l'excitation locale qu'elle produit sur les parties terminales des nerfs qui viennent s'épanouir dans le tissu cutané. Par action réflexe, en même temps que par action directe sur les nerfs vaso-moteurs, la circulation superficielle devient plus active, les mouvements interstitiels plus complets, et la résultante de toutes ces actions combinées était une suractivité vitale de toute l'économie qui était caracrisée par la réapparition *ad integrum* du système musculaire.

A côté de ces phénomènes atrophiques locaux, pour ainsi dire, provenant du manque d'exercice ou d'un trouble de nutrition locale, nous trouvons une affection morbide générale, connue depuis peu de temps, dans laquelle l'usage des eaux chlorurées sodiques, et de celle de Balaruc, peut rendre de signalés services. Nous ne pensons pas que l'on puisse guérir cette affection, mais il est permis d'espérer d'en arrêter un instant la marche de plus en plus envahissante, et qui, livrée à elle-même, doit conduire à une issue funeste. Je veux parler de l'atrophie musculaire pro-

gressive. C'est une affection morbide générale, héréditaire ordinairement. Les sujets qui en sont atteints
ont fait des excès de fatigue ; les hommes y sont plus
sujets que les femmes. Tout le monde se rappelle le
nom de Lecomte, chez lequel Cruveilher diagnostiqua,
en 1848, le premier cas dont nous avons la relation ;
il était saltimbanque. M. Jaccoud, dans ses cliniques,
nous en rapporte également avec détails une très-
intéressante observation chez une femme qui avait la
même profession. A la suite d'un violent refroidissement prolongé, en général, les premiers symptômes
se manifestent, ils débutent par des douleurs plus
ou moins vives dans les régions atteintes, et l'on a
remarqué que les cas qui sont accompagnés de violentes douleurs sont ceux qui marchent avec le plus de
rapidité. Quoi qu'il en soit, les premiers symptômes
d'atrophie se montrent dans les muscles de la main,
ceux du pouce en général, plus tard les différentes
régions en subissent les atteintes. Tous les muscles,
soit de la vie de relation, soit de la vie de nutrition,
peuvent être envahis. Le degré d'atrophie peut arriver jusqu'à la disparition presque complète du muscle
et son remplacement par du tissu cellulaire. Je ne
m'arrêterai pas à décrire ici les diverses lésions anatomiques et les divers degrés de transformation
graisseuse que subissent les muscles atteints ; qu'il me
suffise de dire que le tissu musculaire ne paraît pas
recevoir la quantité de matériaux nécessaires à sa
nutrition, qu'il subit un travail de regression tel qu'il
peut être transformé en tissu graisseux. De là, les

diverses difformités qui apparaissent dans certaines
parties du corps, soit par la disparition de certains
groupes musculaires, soit par l'action continue de certains autres qui ne trouvent pas d'antagonistes. Les
systèmes nerveux central et périphérique subissent égale-
lement des modifications de texture, qu'il serait trop
long et peut-être inutile de décrire dans un travail
de cette nature, ils présentent des symptômes de congestion, de ramollissement et de désorganisation plus
ou moins avancés.

Quoi qu'il en soit, sous l'influence de l'hérédité,
d'une fatigue excessive et de mauvaises conditions
hygiéniques, comme causes prédisposantes ; et sous
l'influence d'un violent refroidissement prolongé qui
produit un trouble profond dans toute l'économie,
les fonctions trophiques du système nerveux spinal
sont perverties, et cette perversion porte ses funestes
effets sur les nerfs vaso-moteurs ; la circulation sanguine paraît être troublée dans son énergie, tellement que la température s'abaisse notablement dans
les parties atteintes d'atrophie. L'influence du système nerveux sur la nutrition, sur les sécrétions, a
été trop bien prouvée par les belles expériences de
Brown-Sequard, pour qu'on puisse la mettre en
doute. La conséquence de cette diminution dans l'activité de la circulation est un défaut de nutrition des
muscles, et la conséquence ultime, l'atrophie du
tissu musculaire.

Comme on le voit, c'est bien une affection générale qui porte son action primitivement sur le sys-

tème nerveux central, nous n'avons donc pas affaire
ici à une simple perversion nutritive d'un muscle isolé
ou d'un groupe de muscles, survenue à la suite de
lenr immobilité prolongée. Cependant quelques auteurs n'ont cru voir dans la maladie qui nous occupe
qu'un simple trouble de nutrition des muscles, ils
ont même pensé que le point de départ de l'affection
était dans cette maladie locale du tissu musculaire.
Quand on réfléchit cependant aux troubles de la circulation, et lorsqu'on voit surtout l'atrophie se mani-
fester sur tous les muscles en général, soit de la vie
de nutrition, soit de la vie de relation, lorsqu'on
voit sa marche progressivement envahissante, on est
bien obligé de conclure que c'est bien une affection
générale ayant son siége dans le système nerveux
central, et, pour mieux préciser, dans le système nerveux de la vie végétative et dans la moelle épinière.
Le rhumatisme, que l'on a mis au nombre des causes
de l'atrophie progressive, le refroidissement violent
et prolongé ne pourraient-ils pas amener un mouvement fluxionnaire énergique sur les parties centrales,
et expliquer l'origine de ces lésions organiques ?. Pour
nous, c'est bien une affection générale caractérisée
par une perversion de l'action trophique du système
nerveux spinal et du grand sympathique. La première conséquence, c'est l'apparition des phénomènes
d'atrophie dans le système musculaire ; la seconde, ce
sont les crampes et les contractions fibrillaires accompagnées de difformités plus ou moins accentuées.

L'atrophie musculaire progressive est donc un trouble

de la nutrition portant sur les muscles et sur le système
nerveux, dont le point de départ est dans le système
du grand sympathique et les nerfs vaso-moteurs qui
en dépendent, et se développant sous l'influence de
causes multiples et fort obscures. En voyant certaines
causes, en général insignifiantes et n'étant suivies
d'aucunes conséquences fâcheuses pour la plupart des
sujets, donner naissance, chez ceux qui y sont prédisposés, à une affection générale aussi grave, on serait
tenté de supposer que ces malades ont surmené leur
système nerveux, qu'ils ont dépensé trop vite toute
leur énergie vitale. C'est donc cette diminution des
fonctions trophiques du grand sympathique, c'est la
perversion de la nutrition qu'il faut avoir en vue, si l'on
veut prescrire un traitement rationnel.

L'atrophie musculaire progressive est une maladie
très-lente à évoluer, il faudra donc longtemps continuer
la médication. Souvent les malades et les médecins,
devant une durée si longue, sont pris de découragement,
et ils abandonnent les moyens thérapeutiques dès que
leur première application n'est pas immédiatement
suivie d'heureux résultats. Voilà comment cette affection a été déclarée incurable. Il est des cas cependant
dans la science où cette maladie est heureusement
influencée par les diverses médications employées. Et
d'abord, si le sujet présente des antécédents syphilitiques, il faut s'adresser à cette diathèse : le cas de
Rodet, de Lyon, prouve une fois de plus la persévé-
rance qu'il faut y apporter ; le traitement thermal vient
ensuite corroborer les bons effets du traitement spé-

cifique. Le docteur Desnos a obtenu , dit-il, des amé-
liorations positives , chez des malades atteints de cette
affection, par les bains sulfureux artificiels. Weztlar a
rapporté à la Société d'hydrologie de Paris plusieurs
observations d'atrophie musculaire progressive , parfaitement diagnostiquée, dont la guérison complète
a été obtenue, à la suite d'un traitement prolongé, par
les eaux d'Aix la-Chapelle. Dans les quatre observations détaillées de cet auteur allemand , nous voyons
que la guérison est plus ou moins complète suivant le
degré plus ou moins avancé de la maladie. Lorsque le
début de l'affection remonte déjà à un temps très-éloi-
gné et lorsque les muscles, par cette action de longue durée, ont subi la dégénérescence graisseuse,
nous voyons que l'influence du traitement est presque
nulle, tandis que , lorsque l'affection ne date pas d'un
temps très-long et que les désordres ne sont pas très-
considérables, le tissu musculaire reprend sa vitalité
presque normale. Enfin , si les muscles ne sont atteints
que dans leurs fonctions et non dans leur structure,
lorsque le début de l'affection est assez récent , la
guérison est complète. « Voilà, nous dit M. Durand-
» Fardel (1), dans son rapport présenté à la Société
» d'hydrologie sur le travail envoyé par le docteur
» Weztlar, voilà de bons résultats thérapeutiques,
» très-bien exposés et d'un intérêt sérieux. Nous ne
» pensons pas que de tels résultats appartiennent
» nécessairement à la spécialité thérapeutique d'Aix-

(1) *Annales de la Société médicale de Paris*, t. III, p. 141.

» la-Chapelle. Il est à présumer d'abord que cette
» spécialité pourra être revendiquée par une partie
» des eaux chlorurées sodiques, *car nous ne doutons*
» *pas que ce ne soit à titre de chlorurées sodiques*
» *que ces eaux n'aient agi, plutôt qu'à titre de*
» *sulfureuses. Nous sommes porté à croire que c'est*
» *bien à cette classe d'eaux minérales qu'appartient*
» *un semblable traitement.* »

Ce qui nous frappe dès le début de l'affection qui
nous occupe, c'est d'abord l'amaigrissement d'une
partie du tissu musculaire avec abaissement de la
température, en un mot c'est le trouble de nutrition
de ce tissu, survenu à la suite d'une perversion dans
les fonctions trophiques du système nerveux. Ce trouble dans les fonctions des centres nerveux se manifeste très-souvent à la suite d'une affection rhumatismale ou d'un refroidissement prolongé chez un sujet
prédisposé. L'eau thermale de Balaruc ne peut-elle
pas comme chlorurée sodique répondre aux indications
thérapeutiques tirées de l'analyse clinique de cette
affection? Elle agira d'abord comme tonique analep-
tique en général; sous son influence, l'appétit se
réveillera, les digestions se feront mieux, la circulation générale sera plus active, le sang deviendra plus
riche en globules rouges, et les mouvements de com-
positions et de décompositions interstitielles se feront
mieux et d'une manière plus complète. A cette action
générale déjà bienfaisante, viendra s'ajouter l'action
locale de l'eau sur les parties terminales des nerfs qui
viennent s'épanouir dans le tissu cutané, les nerfs des

vaisseaux périphériques subiront son action et la circulation superficielle sera activée; les mêmes phénomènes thérapeutiques que nous avons vus apparaître dans l'état général se manifesteront dans les parties superficielles par ces deux actions combinées. En même temps l'eau agira, pour ainsi dire, directement sur le système musculaire et aura sur lui une action tonique qui amènera dans son tissu une suractivité vitale. Enfin, ne peut-on pas espérer aussi amener à la peau le mouvement fluxionnaire qui se portait sur les centres nerveux, et dont l'action continue pouvait amener ces désordres dans la texture de ce système?

On le voit donc, l'eau thermale de Balaruc répond aux diverses indications fournies par l'analyse des manifestations symptomatiques de l'atrophie musculaire progressive. Son action est complexe. Elle est générale, en tonifiant l'économie; locale et directe, en agissant sur les muscles superficiels, et indirecte, par l'action réflexe qu'elle fait naître en agissant sur les nerfs de la périphérie; elle peut être dérivative sur le tissu cutané.

III.

ATAXIE LOCOMOTRICE PROGRESSIVE.

A côté des paralysies, nous trouvons au nombre des maladies qui peuvent être avantageusement soumises à l'usage de l'eau thermale de Balaruc, une affection des centres nerveux qui, au premier abord, présente des troubles d'innervation ayant quelques points de contact avec elles, mais qui, étudiée avec soin, présente des différences très-considérables : je veux parler de l'ataxie locomotrice progressive. Nous verrons, en effet, plus tard, que dans cette affection, au milieu des troubles de la sensibilité et de la locomotion les plus graves et les plus variés, la paralysie du mouvement n'existe pas. Ce qui doit surtout attirer notre attention, c'est le défaut de coordination des mouvements volontaires. L'ataxie locomotrice progressive est une maladie essentiellement chronique, caractérisée spécialement par l'abolition progressive de la coordination des mouvements volontaires simulant une paralysie, qui contraste avec l'intégrité de la force musculaire. Cette définition, empruntée à Duchenne (de Boulogne), me paraît suffisante, quoique incomplète, parce qu'elle fait ressortir le caractère principal de l'affection. Pour bien saisir les indications thérapeutiques qu'elle réclame, passons rapidement en revue les symptômes et les lésions anatomiques qu'elle présente; examinons sous l'influence de quelles causes elle se manifeste. Voyons, enfin, s'il y a concordance entre les symptômes et les lésions, et de cette étude, quelque rapide qu'elle soit, nous pourrons déduire la nature de la maladie. Nous aurons donc toutes les données du problème à résoudre, à savoir quelles sont les indications à suivre pour instituer un traitement rationnel. Nous verrons donc si l'eau thermale de Balaruc répond à toutes ses indications thérapeutiques.

Mon intention n'est pas de décrire d'une manière complète toute la symptomatologie de l'affection qui nous occupe ; je dois seulement rappeler les principaux, ceux qui sont considérés comme pathognomoniques et qui, par leur réunion, doivent servir de base à un diagnostic certain. Nous pouvons les réunir sous trois chefs principaux :

1° *Symptômes crâniens.* — L'intelligence est parfaite. Les troubles portent surtout sur les organes des sens, principalement sur l'organe de la vue On rencontre fréquemment des paralysies du nerf moteur oculaire externe et du nerf moteur oculaire commun, caractérisées par du strabisme, de la diplopie, la chute de la paupière supérieure et par la dilatation de la pupille. Quelquefois le trouble porte sur le nerf optique, et si l'on examine avec l'ophthalmoscope le fond de l'œil, on constate l'atrophie de la papille. L'amaurose peut s'en suivre. Enfin, les troubles de la paralysie peuvent se rencontrer dans l'organe de l'ouïe ; c'est alors que l'on rencontre des surdités plus ou moins complètes.

2° *Troubles de la sensibilité et de la motilité.* — L'affection débute, en général, par des douleurs d'un caractère tout spécial. Elles sont fulgurantes, c'est-à-dire qu'elles surviennent et qu'elles disparaissent avec la rapidité de l'éclair *(fulgur)*, de l'étincelle électrique. Tantôt elles durent quelques secondes, une demi-minute ; elles apparaissent tantôt plusieurs fois dans une heure; d'autres fois enfin, elles ne se font sentir que par accès répétés plusieurs fois dans le cours d'une année. Elles surviennent après une vive émotion morale, ou accompagnent les changements brusques de température. Les malades la comparent à la sensation qu'ils éprouveraient si on enfonçait un clou dans leurs tissus, elles sont dites alors *térébrantes*. Elles occupent un point très-limité; les malades, quelquefois, recouvrent cette partie douloureuse avec la pulpe d'un doigt en exerçant dessus une forte pression; ce moyen simple réussit quelquefois à calmer la douleur. Souvent les malades se plaignent d'une violente douleur sur un point quelconque de la colonne vertébrale; cette douleur vient, en s'irradiant, se faire sentir sur la moitié du tronc; ils la comparent à une cuirasse, à une ceinture qui étreindrait soit le thorax, soit le ventre. Au lieu des phénomènes d'hypéresthésie, nous rencontrons chez quelques malades des anesthésies plus ou moins complètes aux pieds, aux mains, ou sur le tissu cutané du tronc.

Les troubles de la sensibilité générale sont très-souvent accompagnés d'une perturbation aussi prononcée dans les fonctions génitales.

La motilité fournit les symptômes principaux. Le défaut de coordination des mouvements volontaires se traduit par la difficulté qu'ont les malades à conserver leur équilibre quand ils sont debout. Leur marche est caractéristique : ils jettent les pieds à gauche, à droite; veulent-ils lever la jambe pour gravir une marche d'escalier très-basse, ils font le même effort,

en projetant le pied, que, s'il fallait gravir une
marche très-élevée ; on dirait qu'ils ne savent pas pro-
portionner l'effort au but qu'ils veulent atteindre.
Étant allongés, si l'on veut avec la main résister aux
mouvements de flexion qu'ils veulent imprimer à un
de leurs membres inférieurs, on reste convaincu que
ces malades, qui ne peuvent que difficilement rester
debout ou faire quelques pas sans s'exposer à se laisser
choir, ont conservé intacte toute leur force musculaire.
N'oublions pas un symptôme qui a une très-grande
valeur pour le diagnostic : c'est l'obligation où ils se
trouvent de regarder constamment leurs pieds, s'ils ne
veulent pas se jeter à terre. Enfin, lorsque le malade
veut se lever pour marcher, ce n'est pas sans difficulté ;
il est obligé de s'appuyer sur les bras du fauteuil ou sur
une forte canne pour se soulever, encore est-il roide
et ce n'est pas sans se plaindre d'une gêne douloureuse, ressentie dans les jarrets et dans les lombes.
De même, lorsque les troubles ataxiques de la motilité se manifestent dans les membres supérieurs, s'ils
veulent soulever un corps léger, ils font le même
effort que si ce corps est très-pesant. Veulent-ils ra-
masser un objet? ils ne le peuvent qu'avec la plus
grande attention ; leur main est projetée bien au-delà
du point de la table où se trouve l'objet, ce n'est jamais directement, mais après de nombreux tâtonne-
ments qu'ils finissent par le saisir ; si c'est une épingle,
par exemple, ils ne peuvent la saisir qu'avec les plus
grandes difficultés et jamais sans se piquer. Enfin, ces
mêmes désordres peuvent se montrer sur les muscles

de la face, sur ceux qui servent à la phonation ou à l'articulation des mots. Ce qu'il y a de plus remarquable, c'est que, malgré tous ces troubles de locomotion, quelque graves qu'ils soient, la force musculaire est intacte. Quelquefois cependant de véritables paralysies viennent compliquer la scène morbide, et les organes internes en subissent quelquefois les atteintes.

Lésions anatomiques. — De même que, dans l'atrophie musculaire progressive, les lésions musculaires concordent avec certaines lésions de la moelle épinière et du grand sympathique; de même que les groupes musculaires atteints par l'atrophie sont plus nombreux et plus ou moins éloignés les uns des autres, selon que les lésions nerveuses sont plus graves, plus nombreuses et plus ou moins espacées; de même, dans l'ataxie progressive, les symptômes d'incoordination concordent avec des lésions matérielles de la moelle épinière. Ces troubles dans la locomotion, dans la sensibilité et la motilité, sont d'autant plus graves et plus nombreux que les lésions organiques sont plus accentuées et occupent une plus grande surface. Je ne crois pas utile de décrire toutes ces lésions, qu'il me suffise de les caractériser. On dirait qu'elles sont le produit d'une combinaison de deux éléments morbides : l'hyperémie et l'atrophie de la substance nerveuse. On dirait que cette substance nerveuse est étouffée par la prolifération du tissu conjonctif, qui tend constamment à

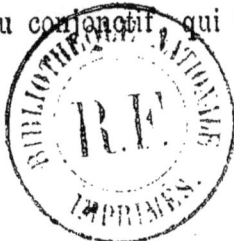

8

prendre sa place. Le travail (1) morbide qui s'opère dans la texture de la substance nerveuse n'est pas franchement inflammatoire ; il offre cependant quelques ressemblances avec certaines phlegmasies lentes, progressives, suivies de sclérose, d'atrophie, comme la cirrhose du foie. Ces lésions organiques peuvent, dans certains cas, surtout l'atrophie, se produire à la suite d'une sorte d'épuisement. Ne voyons-nous pas cette affection morbide survenir à la suite d'excès vénériens ou de grandes fatigues ? Ces lésions organiques se rencontrent très-ordinairement à la région dorso-lombaire de la moelle, surtout à sa partie inférieure, plus rarement à sa partie cervicale. Ce sont surtout les cordons postérieurs qui sont atteints ; mais il est bien rare de rencontrer les racines postérieures saines. Les parties atteintes présentent tantôt un degré de ramollissement gélatineux, tantôt elles présentent une consistance plus ferme, c'est la sclérose ; mais ce qui caractérise surtout ces lésions organiques, c'est l'atrophie.

Étiologie. — Les causes de cette affection morbide sont fort obscures ; on sait qu'elle est plus fréquente chez l'homme que chez la femme ; qu'elle paraît être transmise par l'hérédité, et qu'elle atteint l'homme entre trente et cinquante ans. Aucun tempérament, aucune diathèse n'en préserve ni y prédispose. Cepen-

_____

(1) AXENFELD. — *Dictionnaire encyclopédique,* art. *Ataxie locomotrice progressive.*

dant on a prétendu que le rhumatisme jouait un rôle important dans son étiologie. La syphilis a été mise au nombre des causes prédisposantes. On a invoqué, au nombre de ses causes, les excès vénériens, l'abus des alcooliques, l'exercice immodéré, les veilles, toute sorte de fatigue, en un mot, tout ce qui peut épuiser le système nerveux, et comme causes déterminantes, l'action prolongée d'un climat froid et humide, les chutes et les coups sur la colonne vertébrale, chez des sujets prédisposés par l'hérédité.

En faisant l'analyse des principaux symptômes qui caractérisent l'ataxie locomotrice progessive, nous voyons que cette affection morbide est caractérisée par un vice dans l'innervation : 1° ainsi tous les muscles qui dans un membre concourent au même but ne reçoivent pas instantanément ensemble, ou ne reçoivent pas chacun l'influx nécessaire pour exécuter ce mouvement ; 2° ou bien lorsqu'un muscle ou un groupe de muscles se contractent pour opérer un mouvement voulu, les muscles antagonistes n'entrent pas aussitôt en résolution complète. Telles sont les principales causes du défaut de coordination des mouvements volontaires. Mais tous ces différents troubles survenus dans l'innervation reconnaissent pour cause l'altération d'une portion plus ou moins considérable du système nerveux. Ce qui doit surtout nous frapper, c'est l'atrophie que subissent certains départements de la moelle épinière ; c'est cette modification régressive survenue dans l'axe spinal, qui a fait dire à Trousseau, que l'ataxie locomotrice progressive est une affection

dans laquelle tous les efforts des médecins doivent
tendre, par-dessus tout, à soutenir les forces de l'économie. Un fait qui prouve que l'atrophie joue le principal rôle dans l'affection qui nous occupe, ce sont les
lésions qui apparaissent dans les articulations et dans
le système osseux, après les premières manifestations
de cette maladie. Après l'apparition des douleurs
fulgurantes, au moment où les troubles de coordination se manifestent, les malades présentent des
symptômes articulaires qui ressemblent à ceux de
l'arthrite sèche. Les surfaces osseuses paraissent
s'atrophier, les cartilages subissent un travail de
régression ; les os eux-mêmes deviennent plus friables,
tellement qu'ils se fracturent sous l'influence des causes les plus légères. En même temps a lieu un épanchement de sérosité dans les synoviales tellement
abondant, que ces articulations deviennent très-volu-
mineuses, sans pour cela occasionner de la douleur.
Les artropathies consécutives à l'ataxie locomotrice ne
sont accompagnées d'aucune réaction fébrile, elles
apparaissent sans cause appréciable ; elles sont souvent
suivies de fractures qui ne peuvent souvent s'expliquer
que par la perte de la solidité du système osseux. Ces
complications, connues et étudiées depuis peu de temps,
jettent, à mon avis, un nouveau jour sur la nature
atrophique de l'ataxie locomotrice progressive. Ces
phénomènes symptomatiques sont-ils la conséquence
de l'extension des lésions centrales sur des parties du
système nerveux destinées à entretenir la nutrition
dans les organes, ou sont-ils la conséquence directe

de la maladie? L'avenir seul nous l'apprendra ; mais pour mon compte personnel, je trouve qu'elles nous dévoilent un peu la nature de l'ataxie, qui était restée fort obscure jusqu'ici.

En considérant l'ataxie locomotrice progressive comme une maladie caractérisée par un vice de nutrition survenu dans le système nerveux central, vice de nutrition portant sur une partie de l'axe spinal destinée à présider à la coordination des mouvements volontaires, nous sommes en droit de penser que les eaux thermales de Balaruc peuvent rendre de signalés services.

On a préconisé, contre cette affection, l'usage des bains sulfureux, comme modificateurs généraux ; M. le Dr de Ranse a fait paraître, dans les *Annales de la Société d'hydrologie médicale de Paris*, un mémoire dans lequel il vante l'efficacité des eaux de Néris contre l'élément douleur de cette affection, contre les douleurs fulgurantes. N'oublions pas déjà que ces eaux ont une minéralisation peu caractérisée ; qu'elles étaient au nombre des chlorurées, et que l'analyse de M. Lefort les a fait admettre dans la classe des bicarbonatées ; elles sont cependant faiblement chlorurées. M. de Ranse donne cinq ou six observations dans lesquelles l'amélioration immédiate est survenue après l'usage de ces eaux ; c'est surtout la cessation des douleurs fulgurantes qui est mise en relief dans ce mémoire. Nous verrons, du reste, que ces eaux peuvent trouver leur application dans certains cas.

Quelles sont les indications thérapeutiques principâles que nous fournit l'étude à laquelle nous nous sommes livré sur l'ataxie locomotrice ?

1° Combattre les causes que l'on suppose avoir eu un rôle prépondérant dans l'étiologie de l'affection. Si au nombre des antécédents morbides on constate des manifestations syphilitiques ou rhumatismales, il faut d'abord combattre par un traitement approprié ces diverses diathèses, considérées comme causes premières de l'affection. Le traitement par l'eau thermale de Balaruc viendra corroborer les bons effets obtenus et diminuera l'affaiblissement général qui aura pu être occasionné par la diathèse et par le traitement employé.

2° Il faudra révulser à la peau les mouvements fluxionnaires qui se portent sur les centres nerveux; car, ne l'oublions pas, les parties centrales du système nerveux présentent des symptômes d'hypérémie, caractérisés par la turgescence des vaisseaux sanguins qui entourent le siège de la lésion. Cette hypérémie lente, chronique, ne favorise-t-elle pas la prolifération du tissu conjonctif qui vient remplacer la névroglie ?

3° Si l'affection apparaît chez un individu présentant tous les symptômes d'un tempérament lymphatique, chez lequel il n'y a aucun phénomène de réaction, ne faut-il pas employer des stimulants, pour exciter l'innervation qui paraît endormie ? L'électricité, la strychnine, l'ergot de seigle, employés dans ces cas, ne le sont-ils pas dans ce but ?

4° Enfin, et c'est ici le cas où les eaux de Néris

peuvent être employées , si la maladie apparaît chez
un individu irritable , à tempérament nerveux , chez
qui les douleurs sont très-vives , il faudra être très-
prudent et employer l'eau de Balaruc sous la forme la
plus douce , et même abaisser sa température pour la
rendre moins excitante. Ce que nous avons dit, à propos
de l'atrophie musculaire progressive, sur l'action de
l'eau de Balaruc , me dispense de revenir sur le mode
d'action de cette eau dans le cas qui nous occupe.

IV.

DU RHUMATISME.

Le rhumatisme est une affection morbide , héréditaire, mais qui peut être acquise. Elle peut se rencontrer chez des individus forts , pléthoriques ; mais le
plus souvent il affecte des individus à peau fine et
blanche, aux muscles peu développés, qui présentent,
en un mot, tous les attributs du tempérament lymphatique ou de la diathèse scrofuleuse. Nous trouvons,
du reste , parmi les causes du rhumatisme chronique ,
quelques-unes des causes de la diathèse strumeuse :
ainsi, par exemple , le froid , le froid humide prolongé , l'habitation des lieux et des logements humides , bas ou mal exposés; le refroidissement lent de
la surface du corps par immobilité prolongée , la vie
sédentaire, l'absence d'exercice, toutes les professions
qui obligent à travailler près de l'eau ou dans l'eau ;
toutes les causes débilitantes de la misère ; ce qui a

fait appeler, par Landré - Beauvais, le rhumatisme chronique « la goutte de l'indigence. »

Il n'est ici question que du rhumatisme chronique, le seul qui puisse favorablement être traité par les eaux minérales.

Le rhumatisme chronique présente de non moins grandes variétés que le rhumatisme aigu ; comme lui, il peut porter son action sur les jointures, les muscles, les nerfs et les viscères ; il peut être la conséquence d'atteintes répétées de rhumatisme aigu ; il peut également envahir d'emblée une économie prédisposée. Dans certains cas, le fait principal c'est la douleur, douleur contuse accompagnée de raideur articulaire qui devient plus intense sous l'influence du froid humide.

Rhumatisme articulaire chronique. — Quelquefois le rhumatisme chronique frappe une jointure très-superficiellement ; il n'y a pas alors de lésion organique, surtout si l'attaque n'est pas de longue durée et si elle ne se répète pas fréquemment. Il n'y a pas alors impossibilité de mouvoir le membre atteint, mais le moindre mouvement est accompagné d'une douleur plus ou moins vive. C'est là le premier degré du rhumatisme articulaire chronique, celui qui présente le moins de gravité. Mais si la localisation est chronique, persistante sur un sujet disposé, nous trouvons tous les attributs de la congestion avec hypersécrétion, quelquefois même ceux de l'inflammation ; bien entendu que celle-ci présente tous les caractères de la consti-

tution du sujet qui en est porteur, ce ne seront jamais
ceux de l'inflammation franche. On trouve, en général,
tous les degrés de la congestion ayant porté son action
sur les membranes synoviales, le tissu cellulaire et les
parties environnant l'articulation. Les surfaces articulaires sont quelquefois sèches ; quelquefois , au contraire , on trouve une très-grande quantité de sérosité
sécrétée dans l'intérieur même de l'article. Les cartilages subissent des modifications dans leur texture ;
ils se ramollissent, s'usent, se déforment sous l'influence des atteintes fréquentes ou prolongées du
rhumatisme. Mais le plus souvent, surtout lorsqu'il
envahit d'emblée l'économie, on trouve un état fongueux des articulations, des ulcérations, soit sur les
membranes synoviales, soit sur les cartilages ; ceux-
ci, du reste, ont subi un travail de régression qui va
même jusqu'à leur remplacement par du tissu cellulaire
rougeâtre vasculaire et se détachant facilement des
os. Les articulations sont alors déformées, gonflées ;
les mouvements sont très-pénibles, très-douloureux,
et même ils finissent par devenir impossibles ; les surfaces articulaires peuvent se souder les unes sur les
autres ; les tendons et les muscles sont déjetés par
la tuméfaction articulaire ; ils prennent des positions
telles que, ne fonctionnant plus, ils finissent par subir
les degrés plus ou moins avancés de l'atrophie ou de la
dégénérescence graisseuse. Après avoir occasionné des
désordres plus ou moins graves dans une articulation,
le rhumatisme, se souvenant de sa nature essentiellement mobile et fluxionnaire, peut en envahir une

seconde et même plusieurs autres; dans ces cas, tous
ces désordres locaux, accompagnés de douleurs plus
ou moins vives, ont un grand retentissement sur l'économie et peuvent entraîner la mort.

Rhumatisme chronique musculaire. — Le rhumatisme chronique, avons nous dit, peut envahir le système musculaire, il est alors le plus souvent caractérisé
par de la douleur contuse, augmentée par les mouvements même les plus légers et surtout par les températures froides et humides. Tout le monde connaît, en
effet, la susceptibilité des rhumatisants, qui, par le réveil
de leur douleur, peuvent prédire les changements de
temps, surtout le passage du temps sec au temps humide.
Il peut envahir tous les muscles, soit de nutrition, soit
de la vie de relation; il peut dans un membre n'occuper qu'un groupe musculaire, et constitue ainsi une
infirmité quelquefois incurable par l'impossibilité où
se trouve le malade de faire certains mouvements. La
douleur est accompagnée de raideur des parties, et
celle-ci est très-souvent augmentée par la crainte de
la réveiller en faisant le moindre effort musculaire.

C'est dans ces cas surtout, qu'à la suite de l'immobilité prolongée, les muscles subissent des troubles
de nutrition; ils s'atrophient, ils subissent la dégénérescence graisseuse, ils se paralysent. Ce dernier
symptôme peut apparaître sans lésion atrophique des
muscles, c'est que l'action rhumatismale a porté sur
les parties terminales des nerfs, qui viennent s'épanouir au milieu de leurs fibres.

Rhumatisme chronique des nerfs. — Le système nerveux n'est point à l'abri de l'action du rhumatisme chronique; il peut envahir les centres nerveux, et surtout la moelle épinière; bon nombre de paraplégies le reconnaissent au nombre de leurs causes efficientes. L'ataxie locomotrice progressive, que nous avons déjà étudiée, est souvent la conséquence d'une localisation rhumatismale sur une portion de cet organe. Certaines névroses, certaines chorées, l'asthme reconnaissent comme une de leurs principales causes le rhumatisme chronique; cette opinion ressort très-bien des nombreux travaux modernes de MM. Sée, Roger, etc. Lorsque l'action du rhumatisme chronique se porte sur les centres nerveux, c'est surtout sur leurs euveloppes qu'elle se fait le plus souvent sentir; mais, dans tous les cas, on rencontre souvent des suffusions séreuses plus ou moins abondantes, quelquefois des ramollissements de la substance médullaire plus ou moins avancés.

Le rhumatisme chronique ne respecte pas les viscères : le cœur, les organes de la respiration, de la digestion ne sont point à l'abri de ses atteintes. Les localisations rhumatismales sur les valvules du cœur et sur les muscles de cet organe sont, pour la plupart, au-dessus des ressources de l'art, et ne comportent pas le traitement hydrominéral, surtout l'application des eaux chlorurées sodiques. Nous voyons encore chez les rhumatisants des manifestations du côté des bronches, des poumons et du tube digestif. Ces dernières localisations peuvent trouver un soulagement marqué par l'usage des eaux minérales, en rappelant à la périphérie les mouvements fluxionnaires, qui se portent habituellement vers ces organes.

En hydrologie médicale, comme dans toutes les branches de la pathologie, il faut, si l'on veut ordonner un traitement rationnel, considérer dans le problème à résoudre deux facteurs, qui ont chacun leur importance. Non-seulement il faut considérer sous tous ses points de vue la maladie que l'on veut combattre, mais encore il faut examiner dans tous les sens le terrain sur lequel elle vient faire son évolution. Pense-t-on, par exemple, qu'une maladie quelconque évoluera de la même manière chez tous les sujets? Peut-on admettre que le rhumatisme présentera les mêmes indications, demandera les mêmes moyens thérapeutiques chez tous ceux qui en sont atteints? Ne voit-on pas tous les jours des individus exposés aux mêmes causes morbifiques contracter chacun une affection différente, ou bien s'ils contractent la même affection morbide, exiger des moyens thérapeutiques différents les uns des autres? Traitera-t-on, en un mot, le rhumatisme de la même manière chez des sujets pléthoriques, nerveux ou lymphatiques? Peut-on espérer trouver dans l'arsenal thérapeutique une formule qui sera propre indistinctement à toutes les manifestations rhumatismales? S'il en était ainsi, il faut avouer que la thérapeutique médicale serait bien simple, ce serait une science à la portée des intelligences les plus incultes: il suffirait d'avoir un catalogue portant les noms de chaque maladie, en regard desquelles se trouveraient les diverses médications appropriées ! Il est loin d'en être ainsi, car les maladies empruntent leur caractère et leur évolution à leur nature propre, et aux conditions dans lesquelles elles rencontrent l'économie.

Indications générales. — Quand le rhumatisme apparaît accidentellement sur un sujet d'une bonne constitution, ne présentant les attributs bien déterminés d'une diathèse quelconque, on le voit en général céder plus ou moins facilement à l'action de presque toutes les eaux minérales, pourvu que leur thermalité soit élevée et qu'elles soient administrées d'une manière convenable. Si le rhumatisme, au contraire, apparaît chez un individu mou et lymphatique, ou présentant tous les caractères plus ou moins accentués de la diathèse strumeuse, les moyens thérapeutiques à employer sont bien différents. Dans ces cas, les douleurs sont moins vives et la fluxion rhumatismale tendra à se localiser sur une articulation qu'elle engorgera, en épaissira les tissus péri-articulaires et donnera naissance à une espèce d'inflammation chronique d'une nature spéciale. Il faudra donc ici avoir recours à des eaux spéciales, à des eaux qui auront prise sur la constitution, sur la diathèse sous la dépendance de laquelle se trouvera l'affection rhumatismale.

Indications spéciales. — Il est incontestable, nous dit M. Durand-Fardel, que la faiblesse, l'atonie disposent aux rhumatismes. Il semble que le défaut de

réaction contre la cause la plus habituelle du rhumatisme, le froid humide ou quelque autre cause moins
notoire, livre l'organisme à une affection, qu'il ne
possède pas, pour ainsi dire, le moyen de repousser (1).

La scrofule, dit M. Charcot, est un fonds sur lequel
l'arthrite rhumatismale se développe fréquemment, il
n'est pas rare de voir les malades atteints des diverses
formes de cette affection porter au cou des cicatrices
caractéristiques. D'une manière constante, soit primitivement, soit consécutivement, les sujets atteints de
rhumatisme chronique présentent un haut degré d'a-
némie, avec tous les caractères physiques, les altérations secondaires et les phénomènes morbides propres
à cette dyscrasie sanguine (2).

D'après M. Durand-Fardel, la constitution rhumatismale apparaîtrait comme un mélange des attributs
de la constitution lymphatique et de la constitution
névropathique, et c'est en adoptant une pareille opinion
que M. Vidal, inspecteur des eaux thermales d'Aix
(Savoie), nous fait le portrait suivant du sujet atteint
de rhumatisme chronique.

Le rhumatisant, nous dit-il, a le teint pâle, le regard
peu animé ; il craint le froid ; sa peau est flasque et
souvent couverte d'une sueur visqueuse, froide et
d'odeur fade ; il est sujet à des pesanteurs de tête,
des étourdissements, des vertiges, des palpitations,

---

(1) DURAND-FARDEL. — *Traité thérapeutique des Eaux minérales*,
p. 487.

(2) ERNEST BESNIER. — *Dictionnaire encyclopédique*. — Article *Rhumatisme*.

de l'oppression ; il est peu disposé au travail, intellectuel surtout ; l'auscultation fournit souvent le bruit ané- mique : il s'enrhume facilement ; la langue est souvent saburrale ; il a des flattuosités , de la constipation, de la lassitude le matin comme le soïr ; il est habituelle- ment altéré. Le rhumatisant , quoique faible et sans vigueur ni courage , est rarement alité , et ne se passe d'aucune des jouissances de la vie, dont il ne jouit cependant guère. S'il voit quelquefois cet état s'amé- liorer, c'est, en général, après quelque secousse , ou morale ou physique, imprimée à l'économie..... (1).

M. Vidal insiste , à propos du traitement , sur deux traits importants de ce tableau : l'état asthénique de la peau et la chloro-anémie. De tout ce qui précède , il résulte un fait bien important à noter, c'est que le rhu- matisme chronique évolue chez un individu avec d'au- tant plus de facilité qu'il rencontre un terrain propice ; c'est-à-dire, qu'il vient rencontrer un organisme en possession d'une diathèse, la scrofule, ou d'un état morbide , l'anémie. Il y a donc dans le traitement du rhumatisme chronique plusienrs indications à suivre : l'une qui provient de l'affection rhumatismale elle- même , affection diathésique et spécifique ; l'autre qui provient de la constitution , du tempérament du sujet. C'est dans ces cas que les eaux chlorurées sodiques sont indiquées, surtout celles dont la température est élevée. Balaruc répond à ces diverses indications

(1) VIDAL. — *Essai sur les eaux minérales d'Aix-en-Savoie , employées dans le traitement des maladies chroniques et particulièrement dans le traitement du rhumatisme chronique.* Chambéry, 1851 , p. 52.

par sa thermalité et par sa minéralisation. Quoique
chronique, le rhumatisme présente quelquefois des
paroxysmes, et c'est pendant les intervalles qui les
séparent, et surtout lorsqu'ils sont complétement
éteints que l'indication apparaît d'avoir recours aux
grands modificateurs généraux que peut fournir la
médecine hydrominérale. Dans ces cas, on ne saurait
trop recommander les plus grandes précautions, à cause
de la très-grande impressionabilité nerveuse du plus
grand nombre, à cause de l'existence possible de
lésions viscérales latentes chez quelques-uns, et surtout
à cause de la mobilité excessive des mouvements
fluxionnaires dans la maladie qui nous occupe.

Les eaux chlorurées sodiques n'ont, à proprement
parler, aucune action spécifique sur le rhumatisme.
Rappelons-nous, en effet, que c'est un état morbide
diathésique dont la nature nous est inconnue. Nous
n'en connaissons bien que l'étiologie, les manifestations symptomatiques et les conditions favorables à
son évolution. C'est pour cela que les eaux chlorurées
trouvent une heureuse application dans certains cas.
Elles ont une action très-énergique sur la constitution,
sur le tempérament du sujet; elles modifient le terrain sur lequel vient évoluer le rhumatisme chronique.
Par leur action tonique reconstituante, elles font disparaître les conditions favorables à son développement. Par leur action stimulante, elles donnent naissance à des réactions générales et locales, qui peuvent
s'opposer à l'épanouissement complet des diverses manifestations symptomatiques. Elles ont donc une action

tonique reconstituante sur toute l'économie ; elles com-
battent donc avec énergie, mais d'une manière indirecte, l'affection morbide qui nous occupe. Sous l'influence de ces eaux minérales, la vitalité morbide ne
tarde pas à être très-avantageusement modifiée, la
circulation capillaire est activée, les tissus se dégor-
gent, la souplesse revient dans les parties molles, et
peu à peu les parties plus profondes finissent par subir
cette heureuse influence. L'eau thermale de Balaruc
agit dans les cas de rhumatisme chronique, d'abord
par sa minéralisation, qui est, pour ainsi dire spécifique de la scrofule et du lymphatisme, ensuite par sa
thermalité assez élevée. Les moyens employés ont
aussi leur importance dans le traitement; ainsi, à
Balaruc, on se trouve très-bien, dans ces cas, de
l'emploi des boues minérales, suivies de douches locales et surtout générales. Sous l'influence d'un traitement rationnel, on voit le gonflement des articulations diminuer assez rapidement, les épanchements de
sérosité dans les jointures disparaître avec les phénomènes d'atrophie ou de dégénérescence qui accompagnent, en général, les graves désordres suites du rhumatisme chronique persistant.

En résumé, l'eau chlorurée sodique de la source
thermale de Balaruc agit sur le rhumatisme chronique
d'une manière directe, par sa haute thermalité, par
son action stimulante, qui fait naître des réactions
générales et locales favorables au dégorgement des
tissus, en même temps qu'elle dérive sur le système

9

cutané les mouvements fluxionnaires qui se portaient sur les parties atteintes de rhumatisme.

Elles agissent, enfin, par leurs propriétés toniques et reconstituantes, en modifiant l'économie, en enlevant au rhumatisme chronique les conditions favorables à son évolution. Dans ce cas, l'action curative est indirecte.

V.

DU LYMPHATISME ET DE LA SCROFULE.

Indiquer où finit le lymphatisme et où commence la scrofule est chose à peu près impossible, la barrière qui les sépare étant purement conventionnelle; il est permis de dire de l'un qu'il est le premier degré de l'autre (1). Ce n'est point un état morbide si l'on veut, mais c'est un état qui prédispose singulièrement aux manifestations de la scrofule. C'est un tempérament morbide, caractérisé par la prédominance des liquides blancs. Le sang est pauvre en globules rouges. Les réactions se font lentement, et dénotent chez les individus qui en présentent les symptômes un certain degré d'atonie. Les tissus sont pâles et décolorés, le teint est blanc terne, les yeux bleus et les cheveux blonds ou châtain clair. Le lymphatisme est compatible avec un état de santé relativement satisfaisant, mais survienne une affection morbide quelconque, il

(1) LE DENTU. — *Dictionnaire de médecine et de chirurgie pratique.*

faudra avant tout avoir recours à un traitement tonique et reconstituant, car ces maladies intercurrentes subiront l'influence du lymphatisme, et les manifestations symptomatiques présenteront tous les caractères de la torpeur la plus franche. Dans ces cas, l'eau thermale de Balaruc est parfaitement indiquée, et par sa minéralisation, et par sa température. Les fonctions s'exécuteront avec plus d'énergie sous l'influence de l'action stimulante de cette eau, l'appétit deviendra meilleur, les digestions plus rapides, les fonctions assimilatrices plus complètes. Le sang deviendra plus riche en globules rouges. La constitution sera heureusement modifiée par le traitement hydrominéral. La conséquence ultime de l'usage de ces eaux sera la restauration complète de l'organisme.

Il est bien difficile de donner une définition de la scrofule, précisément à cause de la diversité du siège des lésions, et surtout de la diversité des manifestations symptomatiques. On est cependant d'accord sur un point capital, à savoir : c'est que c'est une maladie générale, constitutionnelle, donnant lieu à des affections tantôt simultanées, tantôt successives, et prenant pour siége à peu près tous les tissus de l'économie. La scrofule, d'après M. Durand-Fardel, est constituée par une anomalie d'assimilation avec tendance à la dégradation des éléments organiques, d'où les formes connues d'engorgements passifs, de suppurations froides et d'ulcérations. Ces manifestations sont essentiellement extérieures, tégumentaires, muqueuses ou sous-cutanées ; et ce n'est que dans les degrés extrêmes de la maladie que des parties plus profondes , telles que le système osseux ou les viscères, en subissent les atteintes. C'est une maladie *totius substantiæ*, c'est une diathèse dont le fonds est surtout l'asthénie , l'affaiblissement , la dégradation générale. Les diverses fonctions se font d'une manière plus ou moins régulière, mais l'assimilation est très-incomplète et a pour conséquence l'appauvrissement du sang , qui mène lui-même à la cachexie. C'est une maladie héréditaire , mais qui peut être engendrée par toutes les causes débilitantes, telles que nourriture insuffisante , privation d'air et de lumière , etc., etc. Cette diathèse imprime, à ceux qui en sont porteurs , un cachet qu'il est impossible de méconnaître. Les sujets atteints de cette affection ont la tête ou trop grosse ou trop petite , le front est bas , les tempes aplaties. La face est pâle ou très-colorée, mais les teintes de la coloration ne sont point fondues , elles paraissent plaquées , au niveau des pommettes surtout. Les traits du visage sont gros , la lèvre supérieure est tuméfiée, comme boursouflée, et fortement relevée ; la mâchoire est large, le nez épaté , les yeux sont généralement bleus, ternes quelquefois, les sclérotiques sales, jaunâtres. Le système pileux est très-peu abondant. La poitrine est en général étroite, le ventre volumineux, les chairs flasques et décolorées , les articulations volumineuses. Tout annonce, en un mot, un défaut d'harmonie entre les diverses parties du corps. Les fonctions digestives sont lentes, bizarres ; quelquefois l'appétit est vorace, et coïncide avec une extrême maigreur du

sujet ; le développement général du corps est souvent
lent, aussi voit-on s'établir très-tardivement l'âge
de la puberté chez les jeunes filles ; il y a alors tous
les symptômes de la chloro-anémie, escortée des
innombrables vésanies qui accompagnent ordinairement cet état morbide. De tout ce qui précède, ce qui
nous frappe, c'est l'asthénie, le défaut de réaction
vitale et la tendance à la dégradation des éléments
organiques. La description rapide des manifestations
symptomatiques que nous ferons bientôt, nous confir-
mera encore davantage dans cette opinion.

La scrofule, avons-nous dit, est une maladie *totius
substantiæ*, aussi envahit-elle tous les tissus de
l'économie. Pour bien saisir les diverses indications
thérapeutiques qu'elle réclame, et surtout pour bien
comprendre combien il serait puéril de ne traiter que
la manifestation symptomatique, sans recourir à la
cause, il est bon de passer en revue d'une manière
très-rapide les diverses affections morbides, qui ne
sont en d'autres termes que des symptômes d'un état
morbide unique, de la diathèse scrofuleuse, se mon-
trant tantôt isolés, tantôt en même temps, quelquefois
se succédant les uns aux autres. La manifestation scrofuleuse la plus commune, celle qui est la plus ancienne-
ment connue, celle qui a fait donner le nom à la diathèse,
c'est l'engorgement des ganglions ; parmi eux, ce sont
ceux que nous trouvons autour du cou. Les ganglions
qui sont dans le creux axillaire, dans le pli de l'aine,
sont très-souvent atteints ; mais ils passent très-souvent
inaperçus. Ces ganglions engorgés peuvent acquérir

un volume énorme, soit autour du cou, soit dans l'intérieur de la poitrine ou du ventre. Dans le thorax, ils
peuvent gêner la respiration par la compression qu'ils
exercent sur la trachée, sur les poumons. Dans le
ventre, ils peuvent causer des œdèmes très-considérables par la compression qu'ils font subir aux vaisseaux
des membres inférieurs. Sous l'influence d'un traitement
approprié, ils peuvent diminuer de volume, revenir à
leur état primitif sans suppurer; quelquefois au contraire,
l'inflammation s'en empare, on voit alors ces ganglions
se ramollir, s'ulcérer, et s'établir une lente suppuration.
Au bout d'un temps très-long, la réunion se fait,
toujours très-lentement, et la cicatrice, qui devient
de plus en plus solide et épaisse, présente l'aspect
gauffré, caractéristique de la scrofule. La peau est
souvent le siége des localisations diathésiques; je ne
décrirai pas ici les nombreuses maladies cutanées qui
sont sous la dépendance de la scrofule, mais je dirai
seulement que toutes ont pour caractère commun une
tendance marquée à l'ulcération; que celle-ci a une
marche lente et cherche à envahir les parties profondes.
Dans ces différents cas, la cicatrice est gauffrée, réti-
culée, même lorsqu'il n'y a pas eu d'ulcération.

Les muqueuses sont souvent atteintes par la diathèse
scrofuleuse; les ophthalmies, par exemple, sont on ne
peut plus fréquentes. Combien sont nombreuses, en
effet, ces conjonctivites, ces sclérotites donnant naissance à ces taies de la cornée, quelquefois si opaques,
si un traitement énergique, général et local, n'est
appliqué à temps. Les coryzas, les amygdalites, les

otites sont très-fréquents. Les muqueuses du tube digestif et de l'appareil respiratoire ne sont point à l'abri des localisations strumeuses ; les enfants ont souvent des indigestions, des coliques, des diarrhées plus ou moins rebelles. En même temps, ils ont *la poitrine grasse,* c'est-à-dire que sous l'influence de l'irritation diathésique, la muqueuse bronchique sécrète une plus grande abondance de mucosité. N'est-on pas souvent obligé chez ces enfants d'avoir recours à un vomitif, au sirop d'ipécacuanha, par exemple, pour débarrasser l'estomac des mucosités qui en remplissent la cavité ? Ces mucosités ne proviennent-elles pas souvent de ce que les enfants jeunes, ne sachant pas cracher, les avalent au fur et à mesure qu'ils les font remonter par les quintes de toux.

Jusqu'ici nous n'avons passé en revue que les manifestations superficielles ou sous-cutanées de la scrofule, ce sont du reste les cas les plus nombreux et les moins graves ; il n'en est plus de même pour les manifestations dont il nous reste à dire quelques mots. Elles peuvent être fréquentes, mais ne se présentent pas en général d'emblée chez un malade. Soit que le traitement ait été mal appliqué, soit que la diathèse ait poussé de plus puissantes racines dans l'économie, ses manifestations deviennent plus profondes et viennent envahir le tissu osseux et les viscères. Les os peuvent être attaqués ou bien dans leur continuité, ou bien par leurs extrémités articulaires ; c'est ainsi que, sous l'influence d'une cause qui passerait ordinairement inaperçue, telle qu'un choc léger

sur un membre, une chute faite par un enfant scrofuleux, on voit surgir une inflammation d'une nature
spéciale, qui est suivie d'une carie, d'une nécrose du
tissu osseux. Quelquefois le choc ou la chute ont porté
sur une articulation, et alors on voit naître ces tumeurs
du genou, de la hanche (coxalgie), quelquefois si
rebelles à tout traitement, toujours douloureuses, et
laissant le plus souvent après elles des atrophies musculaires, des déviations des membres, etc., etc. Les
parties molles péri-articulaires sont envahies par l'inflammation; il se forme des abcès à suppuration lente
et intarissable, des trajets fistuleux, conséquence de ces
abcès, s'établissent quelquefois, qui font communiquer
l'intérieur de l'articulation avec l'air extérieur. L'on
voit de suite les terribles conséquences de cet état de
chose, qui réclame impérieusement une active inter-
vention chirurgicale.

La scrofule peut, enfin, envahir les viscères; l'affection présente alors une très-grande gravité; c'est, en
général, la période ultime des manifestations de cette
diathèse. Dans le jeune âge, nous voyons ces malheu-
reux enfants qui, depuis leur naissance, ont eu des
engorgements ganglionnaires, des affections irritantes
du cuir chevelu, des ophthalmies, présenter un teint
blafard, accompagné d'un amaigrissement général.
Le ventre seul est proéminent, l'appétit est vorace;
les digestions, pénibles et lentes, sont accompagnées
de diarrhée colliquative avec mouvement fébrile à exa-
cerbation le soir; l'amaigrissement fait des progrès
continuels, et l'enfant s'éteint dans le marasme. Des

convulsions viennent, quelquefois, compliquer la scène morbide et amènent le dénouement funeste : c'est le carreau. Plus tard, dans l'âge adulte, la scrofule, après une évolution complète, après n'avoir respecté aucun tissu, vient élire domicile sur un testicule, y concentrer toute son action funeste, et constitue ce que nous appelons le *testicule scrofuleux*. Quelquefois enfin, et ces cas sont assez nombreux, la diathèse élit domicile sur un poumon, et c'est alors que nous assistons à l'évolution d'une pneumonie dite *caséeuse*, qui se termine par la phthisie pulmonaire.

De tout ce qui précède, il est facile de conclure que la scrofule est une maladie générale, constitutionnelle, diathésique, qui envahit tout l'organisme et dont les manifestations, quelquefois très-légères, finissent, si on laisse l'affection morbide sans traitement énergique, par pousser de plus profondes racines dans l'économie, et devenir de plus en plus graves, en attaquant des parties de plus en plus profondes et en donnant naissance à des foyers de suppuration, dont l'action la moins funeste est d'affaiblir les malades. Enfin, si on parvient à en arrêter les funestes effets, si on parvient à tarir ces sources, quelquefois intarissables, de pus, l'affection laisse, dans certains cas, des traces indélébiles de son passage, telles que claudication par rétraction musculaire ou par luxation des articulations, dans la coxalgie, par exemple, ou simplement cicatrices difformes par elles-mêmes, et amenant à leur suite des tiraillements et des difformités dans les parties environnantes.

En présence d'un aussi grand nombre de manifestations symptomatiques, en présence de tant de lésions
diverses qui, dans l'évolution de la diathèse scrofuleuse, paraissent être toutes sous la dépendance de la
même cause, et qui paraissent aussi ne jamais aban-
donner le sujet qui en est porteur, on voit de suite que
toutes ont pour étiologie un vice profond de la consti-
tntion ; tellement que, survienne une maladie quelconque, celle-ci ne présentera pas chez ce sujet les
caractères inhérents à sa nature même. Ses symptômes, sa marche, sa durée, ses complications, tout
subira les modifications que lui imprime le terrain sur
lequel elle vient évoluer. La constitution est impré-
gnée, pour ainsi dire, d'un vice profond, qui reste
quelquefois latent pendant un certain temps, très-long
dans certains cas, mais qui, sous l'influence d'une
cause quelconque, se réveillera pour faire revêtir ses
caractères à la nouvelle maladie intercurrente.

Vouloir traiter séparément ces diverses manifestations ce serait une pure illusion, et le résultat fâcheux
qui suivrait une pareille médication prouverait bien que
l'on a méconnu le mal que l'on se proposait de guérir.
Il faut donc agir ici non-seulement sur les diverses
manifestations, mais encore et surtout sur la cause
de ces divers symptômes. Il faudra donc avoir recours
à un traitement général, à un traitement dont la spé-
cifité d'action contre la scrofule soit bien connue. Est-
ce à dire que l'on pourra négliger les manifestations
locales ? Non certes, mais on conviendra sans peine
que, dans certains cas de scrofules légères, cet oubli

serait de peu d'importance. Quel est le symptôme caractéristique, celui qui nous frappe le plus dans la scrofule? C'est l'asthénie. Les digestions paraissent se faire
plus ou moins bien ; mais ce qui se fait mal, c'est l'assimilation, d'où la tendance à la dégradation de l'organisme. La première indication sera donc de combattre
ce défaut d'assimilation, cette asthénie profonde. Mais
suffira-t-il d'avoir recours aux toniques analeptiques, et
faudra-t-il, par exemple, traiter la scrofule comme
on traite la chlorose? L'emploi de la médication tonique
aura, certes, d'excellents résultats, mais l'action de
ces médicaments ne se fera sentir que pendant un
temps limité, et il ne serait pas étonnant qu'une fois
ce traitement interrompu, le vice originel ne se mani-
festât de nouveau. Il faudra donc avoir recours à une
médication spécifique. Dans la scrofule donc, il faut
non-seulement faire usage d'un traitement général,
mais encore il faut faire usage d'un traitement spécifique. La scrofule a ses exigences spéciales de traitement, tout aussi bien qu'elle a sa spécialité d'allure.
En même temps, il faudra combattre par divers moyens
appropriés les symptômes locaux ; on devra arrêter, si
c'est possible, l'évolution des diverses lésions locales,
si on ne veut pas s'exposer à voir naître des désordres
qui, d'effet de la maladie, peuvent devenir, à leur
tour, cause d'aggravation.

Les eaux minérales sont surtout employées avec
succès contre les maladies chroniques, et parmi
celles-ci, c'est la scrofule qui retire de leur usage le
plus de soulagement. Elle se manifeste par tant de

symptômes différents , et sa nature , quoique inconnue
encore , donne lieu à tant d'appréciations diverses qu'il
n'est pas étonnant qu'une foule de stations balnéaires
revendiquent , au nombre de leurs propriétés , la cure
de cet état morbide. Dans une discussion remarquable
qui eut lieu au sein de la Société d'hydrologie médicale de Paris, en 1858, Patissier, s'appuyant sur les
causes principales qui favorisent l'évolution de cette
diathèse , prétendit qu'il y avait une foule de stations
minérales dont les sources peuvent donner de très-
bons résultats dans le traitement de la diathèse strumeuse. « Quoique , nous dit-il , il soit assez difficile
d'établir l'étiologie de la scrofule , il n'est pas douteux
cependant que la viciation de l'air atmosphérique, l'habitation dans des lieux humides , étroits , contribuent
à son développement ; l'air confiné , non renouvelé,
introduit incessamment dans les poumons , doit , à la
longue , vicier le sang , qui , à chaque instant , vient
s'imprégner de cet air insalubre. » D'après le même
auteur, « l'alimentation agit dans le même sens avec
plus de puissance encore et par deux mécanismes différents : l'aliment est de mauvaise qualité , il trouble les
fonctions digestives , et il ne présente à l'absorption
qu'un chyle de mauvaise nature , qui exerce une influence funeste sur l'économie tout entière ; ou bien il
est de bonne qualité , mais il est trop substantiel , trop
animalisé pour l'âge et la constitution du sujet, il entre-
tient, dans le tube gastro-intestinal, une irritation chronique , permanente , qui rend son élaboration impar-
faite ; de là résulte également un chyle vicié qui altère

le sang. » La conséquence de cette viciation du sang,
liquide nourricier et qui doit servir à la réparation
de tous nos tissus, est facile à comprendre, c'est la
dégradation lente, c'est la faillite de l'économie. Ne
voit-on pas ce fait se reproduire tous les jours dans
l'alimentation des jeunes enfants? Dans la classe pauvre, ne voit-on pas des mères s'enorgueillir que leurs
jeunes enfants de trois à quatre mois mangent *comme
des hommes*, et n'est-ce pas, en général, dans cette
classe que se rencontre le plus grand nombre d'enfants
atteints de manifestations strumeuses? Nous parta-
geons complétement les idées de cet éminent hydrologue sur l'étiologie de la scrofule ; mais nous ne sau-
rions admettre les conclusions qu'il en tire. Portant
spécialement son attention sur les troubles de la digestion et de la circulation, il prétendit, dans cette remarquable discussion, qu'en les traitant par des
moyens appropriés, il guérirait les manifestations
scrofuleuses, et il fit des eaux minérales alcalines,
acidules ou ferrugineuses, la base du traitement anti-
scrofuleux. Il est incontestable que ces eaux minérales
peuvent rendre de très-grands services contre la scrofule ; mais, comme le fait très-judicieusement remarquer M. Durand-Fardel, on ne saurait compter sur
leur efficacité pour combattre une affection sérieuse de
cette nature. Elles ne constituent pas une médication
anti-scrofuleuse, mais elles peuvent être considérées
comme des auxiliaires très-utiles dans certains cas.

Quant aux troubles survenus dans l'état général par
suite de la viciation de l'air atmosphérique et des mau-

vaises conditions d'habitation , il n'y a aucun désac-
cord à ce sujet , tous les médecins sont d'avis qu'il faut
entourer les malades scrofuleux de tous les soins de
propreté et d'aération convenables. Poursuivant son
raisonnement jusqu'au bout , Patissier a préconisé
l'emploi des eaux sulfureuses dans les cas où la scrofule est liée à l'élément nerveux , dans les cas qu'il
appelle *scrofule subaiguë* ou *scrofule éréthique*.
Cette forme de la scrofule est caractérisée , dit-il , par
une assez vive excitation vasculaire ou nerveuse , qui
se traduit par de la chaleur à la peau , de la douleur
dans les parties affectées , des mouvements fébriles ,
ou par une grande excitation physique ou morale.
Mais , dans ces cas , ne peut-on pas supposer que cette
excitation nerveuse , qui paraît être considérée comme
un symptôme caractéristique d'une espèce différente
de scrofule , n'est que la conséquence de l'asthénie?
Ne prouve-t-elle pas que l'équilibre est rompu entre le
système sanguin et le système nerveux? Ne peut-on
pas supposer qu'elle domine la scène morbide , parce
que , le sang s'étant appauvri en globules rouges ; le
système nerveux a perdu son modérateur naturel?

Dans le cas de scrofule chez un sujet à complexion
délicate , à tempérament facilement irritable , il faudra user de beaucoup de précautions ; il faudra surveiller le mode d'emploi des eaux , et avoir recours
surtout aux moyens les plus doux , les plus simples ,
à ceux qui après eux entraînent le moins de réaction.

En ayant en vue les troubles digestifs , et les considérant comme les causes principales de toutes les

manifestations symptomatiques, il a préconisé également les eaux alcalines contre la scrofule. Cette affection morbide étant essentiellement asthénique, et cette asthénie frappant tous les éléments de l'organisme, les eaux alcalines ne peuvent remplir ici l'indication principale. Ne peut-on pas craindre, en effet, qu'elles aient une action dissolvante sur la crase du sang et n'augmentent l'asthénie, au lieu de la combattre; et ne peut-on pas exciter l'appétit, corriger les troubles de la digestion sans avoir recours à un mode de traitement excellent contre les dyspepsies idiopathiques ou symptomatiques d'une affection autre que la scrofule?

En résumé, ce savant hydrologue a préconisé contre la scrofule les cinq classes d'eau minérales généralement admises, c'est-à-dire les eaux acidules, alcalines, ferrugineuses, salines et sulfureuses. Mais aussi a-t-il été obligé, pour consolider son raisonnement, de faire de la scrofule cinq espèces différentes, et de faire de chacune de ses divisions une entité morbide, suivant qu'elle s'accompagnait de troubles nerveux, d'état inflammatoire, d'anémie ou de symptômes de torpeur. Peut-on admettre toutes ces divisions? Peut-on admettre une espèce de scrofule présentant des symptômes inflammatoires tels, qu'il soit besoin d'avoir recours à la médication alcaline? Non, la scrofule est UNE; tous les symptômes sont sous la dépendance d'une cause unique. Quelque nombreuses que soient les manifestations de la scrofule, quelle que soit la prédominance que paraît avoir tel symp-

tôme sur un autre, rappelons-nous que c'est une diathèse, et que par conséquent c'est une affection morbide, constitutionnelle, par conséquent chronique,
persistante, pouvant rester plus ou moins latente,
dont les manifestations, portant sur la sensibilité, la
motilité ou la plasticité, et se développant toutes sous
l'influence *d'une même cause,* sont incapables de
résoudre l'affection primitive, ni en fait, ni en ten-
dances. La scrofule porte surtout son action sur la
plasticité. Si ses diverses manifestations symptomatiques paraissent prédominer les unes sur les autres,
cela tient bien certainement à l'âge de l'affection, au
degré plus ou moins avancé de son évolution et au
tempérament de l'individu qui en est porteur.

Le type du médicament hydro-minéral anti-scrofuleux est l'eau minérale qui contient des bromures et
du chlorure de sodium à dose thérapeutique. L'expérience clinique l'a constaté depuis déjà bien longtemps,
et l'on peut dire que, de l'avis de la plupart des médecins, les eaux chlorurées sodiques sont regardées
comme des spécifiques de la scrofule. Nous pouvons
bien, en étudiant les propriétés curatives des substances
qui entrent dans leur composition, nous expliquer certaines actions physiologiques donnant raison jusqu'à
un certain point de l'action thérapeutique de ces eaux
minérales, mais, comme pour tout spécifique, leur
action intime nous est inconnue. Cherche-t-on du reste
à s'expliquer comment la quinine guérit les fièvres
intermittentes, comment le mercure guérit la syphilis?
Non certes, et toutes les théories basées probablement

sur des hypothèses viendraient se briser contre des faits constatés par l'expérience. Les autres eaux minérales peuvent être utiles dans certains cas ; les eaux acidules, gazeuses, peuvent augmenter l'appétit quelquefois émoussé dans les affections scrofuleuses, elles peuvent activer les fonctions digestives. La durée de l'évolution de l'affection strumeuse est si longue, que l'on trouvera bien certainement un moment où l'on devra faire usage des eaux dites *de table*, de même que, lorsque l'appauvrissement du sang sera arrivé à un certain degré, sera-t-il bon de faire usage des eaux ferrugineuses ; mais, dans tous ces cas, on n'aura traité que le symptôme. Ce seront des palliatifs, on n'agira pas sur la cause primordiale de ces différents troubles de la digestion et de la circulation, on n'aura pas combattu la diathèse elle-même.

Par les eaux chlorurées sodiques, au contraire, on attaquera *le fond* même de l'affection et on traitera avec certitude de succès les manifestations symptomatiques. Ces eaux minérales s'adressent à la scrofule en général, quelle que soit la prédominance d'un groupe de symptômes. Si l'on a affaire à un sujet irritable, à tempérament nerveux, il faudra avoir recours à une médication plus douce, plus simple, il faudra diminuer la durée de l'immersion ou abaisser la température de l'eau pour la rendre moins excitante. Dans la scrofule, les indications principales à remplir consistent à exciter la circulation cutanée, à favoriser la nutrition et l'assimilation, à modifier les sécrétions. Les eaux chlorurées sodiques répondent parfaitement à toutes ces indications. Le chlorure de sodium jouit de propriétés reconstituantes analeptiques incontestables, administré à dose convenable ; il est nécessaire à la formation de la plupart des humeurs, il entre dans la composition de la généralité d'entre elles ; pris à dose thérapeutique, il augmente l'appétit et favorise la formation des globules sanguins.

Sous l'influence des eaux chlorurées sodiques, la peau se colore, cet embonpoint maladif et ce tissu cellulaire si abondant chez certains scrofuleux tend à disparaître pour faire place à du tissu musculaire. L'inappétence et les digestions lentes, pénibles, incomplètes, sont remplacées, quelquefois, par un appétit vorace que l'on est très-souvent obligé de modérer, les digestions se font très-rapidement et n'entraînent avec elles aucun malaise. On voit donc que, sous l'influence de ce médicament, les fonctions du tube digestif et de l'appareil circulatoire sont suractivées, les circulations interstitielles se font plus rapidement, et le sang, devenu plus riche, favorise la nutrition. Cette suractivité, apportée dans les mouvements de composition et de décomposition, explique surabondamment les heureuses modifications que doit apporter à tout l'organisme une telle médication. Les digestions se faisant plus régulières et plus complètes, le sang devenant plus riche en globules rouges, la nutrition interstitielle de tout l'organisme se fera aussi plus complète, et comme dernière conséquence, les secrétions seront modifiées et dans la qualité et dans la quantité du produit. Si à cette action thérapeutique du chlorure de sodium on vient ajouter celle des brômures, on comprendra facilement l'action bienfaisante des eaux chlorurées sodiques dans les cas de scrofule.

Lorsque l'action excitante des eaux chlorurées sodiques de Balaruc ne paraît pas suffisante chez un sujet scrofuleux présentant l'asthénie la plus complète, lorsque les divers symptômes ne manifestent chez lui aucune réaction, lorsque le sujet sera, en un mot, d'un tempérament très-fortement lymphatique, on devra, et c'est ce que je suis dans l'habitude de faire, associer l'eau mère des marais salants à l'eau thermale de Balaruc. Il est démontré que cette association accroît l'efficacité de la médication vis-à-vis des scrofules. Ces eaux contiennent, en effet, une très-forte proportion de chlorure de sodium ; elles sont très-fortement brômurées et iodurées, elles contiennent donc en plus grande proportion les principes minéralisateurs les plus anti-scrofuleux ; leur action directe sur le fonds même de la diathèse est bien plus énergique ; en même temps que l'excitation générale qu'elles produisent est plus grande, elles sont plus toniques, plus reconstituantes, elles ajoutent une énergie plus considérable à l'eau avec laquelle elles sont mélangées. On ne pourrait pas les appliquer seules, l'excitation cutanée serait trop vive, et la stimulation qu'elles communiqueraient aux ulcères et aux plaies, pourrait outrepasser le but que l'on chercherait à obtenir. Aussi est-on dans l'habitude de n'en ajouter que quelques litres dans un bain. C'est surtout dans les cas de torpeur de toutes les fonctions qu'on emploie ce médicament énergique, lorsque l'on voit que la médication par les eaux chlorurées sodiques seules est trop lente à produire ses effets ; elles ont du reste, avec plus d'énergie seulement, les mêmes propriétés thérapeutiques que ces dernières.

Sous l'influence de l'action reconstituante de ces eaux, de l'excitation générale produite sur l'économie et de la stimulation cutanée, la circulation sanguine est devenue plus active, le sang plus riche en globules rouges, les mouvements de composition et de décomposition interstitielles plus énergiques ; qu'y a-t-il d'étonnant que les engorgements ganglionnaires bénéficient de cette suractivité générale ? On voit en effet, au bout de quelques jours de traitement, des ganglions engorgés et isolés diminuer de volume, et ceux qui sont agglomérés par du tissu cellulaire se désagréger par la disparition de ce dernier. Les plaies, les ulcères, qui sont la conséquence des abcès, se détergent, leur coloration de violacée devient d'un rouge plus vif, les bords se recollent, des bourgeons charnus apparaissent, et la cicatrisation se fait d'une manière assez rapide. Les trajets fistuleux commencent aussi, au bout de quelques jours, à voir diminuer l'écoulement de pus qui se faisait par leur orifice externe avant le traitement, l'aspect est plus satisfaisant, et la cicatrisation vient rapidement fermer ces sources intarissables de pus, surtout s'il n'y a aucune communication avec un os carié. La carie, la nécrose elles-mêmes subissent une heureuse modification, la vitalité des parties profondes est réveillée en même temps que les conditions de l'état général deviennent meilleures, l'élimination des séquestres est facilitée, et elle coïncide avec le réveil général de la constitution. Les articulations, enfin, envahies par l'affection morbide diminuent également de volume, les mouvements des membres deviennent plus faciles et moins douloureux.

En résumé, la scrofule est une maladie générale, diathésique et de nature spécifique, qui exige pour sa guérison : 1° un traitement général, qui doit s'adresser à l'atonie de toute l'économie ; 2° un traitement spécifique, qui a pour but de combattre le fonds même de l'affection ; 3° un traitement local, qui doit avoir pour but de modifier les lésions qui sont la conséquence de cette atonie spécifique. Le traitement hydrominéral de cette affection réclame l'usage des eaux chlorurées sodiques, seules ou associées aux eaux mères. Pour nous, il n'y a qu'une seule espèce de scrofule, qui est caractérisée par l'asthénie, le défaut d'assimilation, et si dans la durée de son évolution il apparaît des phénomènes subinflammatoires ou nerveux, ces nouvelles manifestations symptomatiques sont imputables au tempérament, à la constitution du sujet qui est porteur de cette diathèse, en un mot à la qualité du terrain sur lequel elle fait son évolution. Ces diverses manifestations ne constituent pas différentes espèces de scrofules, encore moins des entités morbides. Quels que soient les symptômes prédominants, les eaux chlorurées sodiques doivent être employées, le mode d'application seul doit changer suivant les cas. L'eau

chlorurée sodique de Balaruc remplit toutes ces indications, à condition de tenir compte de l'observation
précédente. Elle répond parfaitement aux indications
thérapeutiques fournies par la spécificité de l'état morbide. Par son action tonique, reconstituante et excitante, elle répond aux indications thérapeutiques
tirées de la nature de l'affection, c'est à-dire d'être
maladie générale. Elle répond également aux indications fournies par l'état local; elle est, en effet, résolutive des engorgements ganglionnaires, elle tarit
les sources intarissables de pus, et amène, enfin, la
cicatrisation des abcès et des trajets fistuleux. Elle
n'a point une action directe sur la carie et la nécrose;
mais, en tonifiant l'économie tout entière, elle favorise
l'élimination des parties nécrosées, quel que soit le
degré d'inflammation qui accompagne ces lésions, car
il faut bien se rappeler que l'inflammation chez les
scrofuleux est tout autre, et réclame un tout autre
traitement que dans les conditions ordinaires.

VI.

ENGORGEMENTS VISCÉRAUX ET ARTICULAIRES.

Sous l'influence des phlegmasies chroniques ou de
congestions répétées, l'organe qui en est le siége finit
par perdre la propriété de réagir avec assez de force
pour se débarrasser lui-même des altérations survenues
dans sa texture, ou pour se débarrasser des liquides

dont son tissu est infiltré. L'engorgement persistant,
l'atonie devient de plus en plus grande. Les eaux chlorurées sodiques, appliquées d'une manière convenable,
font naître dans les organes une suractivité vitale,
caractérisée par une accélération marquée de la circulation ; les mouvements de composition et de décomposition sont plus énergiques, d'où la résolution des
engorgements. Mais en même temps que cette résolution se fait sous l'influence directe des eaux chlorurées
sodiques, l'état général prenant plus d'énergie, la circulation générale devient plus active, le sang plus
riche. Les organes engorgés, subissant cette heureuse
influence, reprennent, à leur tour, plus d'énergie,
plus de ton. Ils deviennent non-seulement aptes à
réagir contre de nouvelles causes d'engorgement,
mais encore ils luttent avec succès contre les liquides
qui infiltrent les tissus, pour revenir à leur volume
primitif.

Engorgements viscéraux. — Les viscères, sous
l'influence de certaines causes difficiles à déterminer,
éprouvent quelquefois des troubles qui rendent leurs
fonctions très-difficiles et très-incomplètes ; ainsi, par
exemple, à la suite de mauvaises conditions alimen-
taires, nous trouvons des engorgements du foie à
marche chronique, accompagnés de troubles dyspepti-
ques ; les digestions sont lentes, pénibles, avec sensation de pesanteur à l'épigastre, et suivies de constipation. Il est probable, nous dit M. Durand-Fardel, que
ces engorgements hépatiques ne sont, pour la plupart,

au moins autre chose qu'un effet des troubles subis par la circulation veineuse afférente aux fonctions digestives, et dont la veine-porte est le représentant capital. Quelquefois les engorgements du foie sont la conséquence d'une intoxication paludéenne.

Comme le foie, et sous l'influence d'une alimentation de mauvaise qualité, d'une diathèse ou pendant la convalescence d'une longue maladie, les fonctions intestinales se font lentement, les mucosités sécrétées par les glandes sont très-abondantes, on les dirait engorgées de liquide ; il se manifeste, dans ces cas, les mêmes symptômes que dans l'état saburral gastrique ; cet état se complique d'affaiblissement dans les mouvements péristaltiques de l'intestin. L'atonie peut devenir telle, que cet organe perd, pour ainsi dire, la faculté de se contracter, d'où la constipation opiniâtre qui en résulte.

Dans tous ces cas, l'usage de l'eau thermale de Balaruc trouve une heureuse application par son action stimulante et résolutive.

Entorse. — L'entorse légère ne présente aucune gravité en général ; quel que soit le tempérament et la constitution du sujet, la durée est seulement plus ou moins longue, et la résolution du gonflement qui l'accompagne est plus ou moins lente à se faire. Lorsque l'entorse est passée à l'état chronique, ou bien lorsque le sujet qui en est porteur est d'un tempérament lymphatique ou est en possession d'une diathèse, scrofuleuse, par exemple, l'usage alors des eaux chlorurées sodiques est très-heureusement appliqué. Dans ces cas, le gonflement est douloureux, l'articulation est fortement gênée dans ses mouvements, et le moindre mouvement est accompagné de violentes douleurs; il se fait des épanchements sanguins dans les tissus périarticulaires, suivis de nombreux abcès; quelquefois les membranes synoviales sont déchirées. Ces mêmes lésions, qui ne présentent qu'une gravité relative chez un sujet exempt de vice diathésique, deviennent bien plus graves chez un scrofuleux ou chez un malade d'un tempérament lymphatique; il n'y a alors souvent aucune réaction vitale, et la maladie peut être très-longue, les suites funestes, si un traitement énergique ne vient pas, en même temps, combattre les désordres locaux et l'état général.

Contusion d'une articulation. — A la suite d'une chute ou d'un coup porté sur une articulation, on peut rencontrer les mêmes désordres que dans l'entorse; mais il peut y avoir un épanchement plus abondant de sang, et il est assez commun de trouver dans l'intérieur de la synoviale une quantité plus ou moins grande de liquide séro-sanguinolent épanché. Les cartilages d'encroûtement peuvent être contus directement à l'endroit où ils restent découverts, lors de certains mouvements de l'articulation; le fait est assez fréquent au genou. A la suite d'une violente contusion d'une articulation, nous pouvons avoir à traiter une hydarthrose ou une arthrite traumatique.

Hydarthrose. — Lorsque le choc n'a pas été trop violent, il se fait un simple épanchement de sérosité, quelquefois très-abondant, qui gêne complétement les mouvements de l'articulation. Le liquide peut s'épancher dans toutes les parties environnantes, le jeu des tendons est quelquefois très-difficile. Lorsque le liquide n'est pas très-abondant, ou lorsque l'épanchement ne dure pas très-longtemps, les capsules fibreuses articulaires et les ligaments un peu allongés conservent assez de ressort pour maintenir en contact les surfaces articulaires ; mais ils finissent à la longue par céder, ils deviennent trop lâches et par suite incapables d'assurer à l'articulation un degré de solidité suffisant. La marche de l'hydarthrose est en général fort lente, et lorsqu'on l'abandonne à elle-même, ou elle reste stationnaire, ou, la collection du liquide augmentant, l'articulation grossit et se déforme de plus en plus. Sa terminaison par résorption est rare pour les cas chroniques et développés lentement, elle s'observe lorsque l'épanchement est peu abondant ou lorsqu'il s'est produit très-rapidement. Une terminaison assez fréquente chez les individus qui y sont prédisposés par un tempérament lymphatique ou une diathèse scrofuleuse, est l'altération fongueuse avec suppuration de l'articulation, lésion des os et des cartilages ; l'hydarthrose se trouve transformée en tumeur blanche. Après la disparition de l'épanchement, il subsiste toujours une roideur plus ou moins grande de l'articulation, et si la maladie a duré longtemps, les surfaces articulaires ne sont pas suffisamment maintenues en contact par les ligaments longtemps distendus, d'où la faiblesse de l'articulation et la fréquence d'entorses consécutives.

Arthrite traumatique. — Lorsqu'elle est peu intense, lorsque les manifestations inflammatoires n'ont pas un degré d'acuité trop fort, ou bien lorsqu'elle a été traitée très énergiquement dès le début, l'arthrite traumatique peut se guérir par résolution, quoique ce soit bien rare. Il est évident que lorsque la suppuration a envahi l'articulation, les désordres qui apparaissent sont au-dessus des ressources de l'art. L'arthrite traumatique qui peut se résoudre laisse toujours après elle de la roideur, de la gêne, une fausse ankylose, etc., etc. Ses causes sont générales et locales. Les premières sont de mauvaises conditions hygiéniques, telles que le froid humide, l'encombrement, une nourriture mauvaise ou insuffisante, un tempérament lymphatique, une constitution débilitée, délabrée, une diathèse scrofuleuse ; les secondes, un choc, une contusion, une plaie, etc., etc.

Lorsque l'arthrite devient chronique, lorsque le sujet qui en est porteur présente tous les attributs de la diathèse scrofuleuse ou simplement du tempérament lymphatique, sous l'influence de mauvaises conditions hygiéniques, on la voit se transformer en tumeur blanche. Après les détails dans lesquels nous sommes entrés en parlant de l'hydarthrose et surtout de la scrofule en général, nous ne pensons pas utile de consacrer un chapitre spécial à la tumeur blanche, ce serait nous exposer à des redites inutiles.

C'est dans tous ces cas, que nous venons de passer rapidement en revue, que les eaux chlorurées sodiques sont merveilleusement appliquées. Elles agissent sur l'état général, qu'elles améliorent, qu'elles tonifient ; les grandes fonctions s'exécutent mieux ; l'assimilation est plus complète, d'où les forces générales s'accroissent. En même temps, leur action se fait sentir sur les lésions viscérales ou articulaires, et sous l'influence de leur excitation, la circulation devient plus active ; on dirait que la maladie, qui présentait l'apparence de la chronicité la plus franche, passe à un état plus aigu ; cette acuïté est le symptôme de la suractivité vitale que fait naître, dans les parties lésées, l'usage de l'eau thermale de Balaruc. Les mouvements interstitiels de composition et de décomposition se font d'une manière plus énergique, et la résolution des engorgements en est la conséquence.

VII.

CACHEXIES. — ANÉMIE. — SCORBUT. — PLAIES D'ARMES A FEU.

La cachexie est un état morbide variable, produit par les maladies chroniques et caractérisé par une altération profonde de la nutrition, par suite de lésions portant à la fois sur la texture des principaux organes et sur la composition du sang. La cachexie n'existe pas comme entité morbide ; il y a des cachexies, chacune fait partie intégrante d'une maladie dont elle

constitue, à vrai dire, une période. Cette définition
que nous empruntons à M. Maurice Raynaud, dans le
Dictionnaire de médecine et de chirurgie pratiques,
porte en elle-même les indications thérapeutiques à
remplir. Comme exemple de cachexie, citons la cachexie scrofuleuse, la cachexie syphilitique, la cachexie rachitique, etc., etc.

Sous l'influence de la syphilis à lente et complète
évolution, de la diathèse scrofuleuse qui a jeté de
profondes racines, témoin les diverses manifestations
symptomatiques qui ont porté sur le tissu cellulaire, la
peau, les ganglions, les os, les viscères; du rachitisme,
qui a également porté son action sur les os et sur les
viscères abdominaux chez un enfant, par exemple, on
dirait que l'économie tout entière a épuisé toute son
énergie pour réagir contre toutes ces atteintes. Le
sang a perdu de sa plasticité normale et n'a pu porter
au système nerveux qu'une excitation insuffisante pour
l'accomplissement des grandes fonctions; la digestion
a été troublée dans ses actes physiques et chimiques,
l'assimilation est devenue incomplète, et les mouvements interstitiels de composition et de décomposition
ont perdu de leur énergie habituelle; seuls, les derniers ont profité de l'atonie générale. Les actes de la
respiration ne sont point restés étrangers à la scène
morbide, la respiration a été plus lente, et la quantité
d'oxygène absorbé n'a pas été suffisante pour revivifier
le liquide sanguin d'une manière complète, à chaque
inspiration. On dirait, en un mot, que le malade s'est
arrêté sur la pente qui le conduit fatalement à une
issue funeste.

A la suite de pertes de sang considérables, et sous l'influence de mauvaises conditions hygiéniques, nous voyons se produire l'anémie et la chlorose avec tout leur cortège de phénomènes nerveux, plus bizarres les uns que les autres et qui se refusent à toute espèce de description. Le système nerveux est privé de son contre-poids, de son modérateur normal. Le résultat de l'appauvrissement du sang en quantité et en qualité est la faiblesse générale. Toutes les fonctions languissent également, et si rien ne vient s'opposer à cet état de choses, le malade peut tomber dans le marasme le plus complet. Quoique ces divers états morbides soient bien différents les uns des autres, il faut convenir que leurs manifestations symptomatiques se rapprochent sous quelques points de vue ; tous, en effet, présentent, comme caractères principaux : l'appauvrissement du sang en quantité et en qualité, l'altération des fonctions de nutrition et un défaut d'assimilation qui mène à la dégradation générale. Les caractères secondaires, conséquence des premiers, c'est l'apparition des phénomènes nerveux.

Dans ces différents cas que nous venons d'étudier, quelles sont les indications thérapeutiques à remplir ? Il faut, avant tout, rendre au sang sa plasticité normale, pour que l'excitation qu'il produira sur le système nerveux retrouve son énergie primitive ; les actes de la respiration reprendront leur rhythme normal. Il faudra réveiller l'appétit et les fonctions de la digestion ; l'assimilation deviendra plus complète, et les forces radicales reprendront leur énergie primitive.

Il va sans dire que ces heureux résultats ne se produiront que tout autant que la maladie cause de la cachexie ne sera pas elle-même incurable, ou que les désordres ne seront pas arrivés à la période ultime.

L'eau de Balaruc, nous l'avons déjà répété bien des fois, répond à ces indications thérapeutiques ; par son action tonique, sous son influence, l'appétit se réveillera et avec elle tous les actes de la nutrition.

En 1857, mon excellent collègue et ami, M. le D^r Le Bret (1), alors inspecteur des eaux thermales de Balaruc, a présenté à la Société d'hydrologie médicale de Paris un remarquable mémoire sur le traitement de la cachexie scorbutique par les eaux de cette station. Les résultats furent on ne peut plus satisfaisants.

Les eaux de Balaruc sont très-heureusement employées contre les plaies d'armes à feu, lorsque, entées sur un tempérament lymphatique, la cicatrisation se fait longtemps attendre ; les foyers purulents, les trajets fistuleux, se détergent, la suppuration diminue, la coloration des tissus devient plus rouge, et les bourgeons charnus apparaissent assez rapidement. Lorsqu'à la suite d'une plaie compliquée de fracture par un coup de feu, il s'est produit une cicatrice vicieuse avec rétraction des tendons, entraînant à sa suite une difformité, on peut espérer, par l'application des boues minérales de Balaruc, rendre plus souple le tissu médullaire et guérir l'empâtement qui entoure la cicatrice.

(1) *Annales de la Société d'hydrologie médicale de Paris.* T. III, p. 194.

Observation I.

Hémiplégie droite, lésion organique du cerveau.
— M. D., riche négociant, âgé de 53 ans, arrivé à
Balaruc pour la première fois à la fin du mois de
mai 1876. Il descend difficilement de voiture, en s'appuyant d'un côté sur une forte canne, et de l'autre,
en étant soutenu par un domestique. Aucun antécédent
morbide personnel autre que de la céphalalgie. Son
père est mort, il y a neuf ans environ, à la suite
d'une congestion cérébrale. Vers la fin du mois de
septembre 1875, après de nombreuses occupations,
M. D., en rentrant chez lui, se plaint d'un violent mal
à la tête qu'il a enduré toute la journée. Il a, malgré
cela, continué à se livrer à ses occupations habituelles.
Il mange très-peu et se met au lit. Quelques heures
après, il ressent subitement une douleur excessive-
ment violente vers la partie médiane du front, il est
pris d'un vertige subit à la suite duquel il perd connaissance. Cet état dure jusqu'au milieu de la journée
suivante, et sous l'influence d'un traitement antiphlogistique assez énergique : saignée, sangsues, lavement
purgatif, le malade revient à lui. La bouche est déviée
à gauche, la parole est fortement embarrassée, et le
malade constate qu'il ne peut faire usage du bras
droit, les mouvements sont également impossibles
dans le membre inférieur du même côté. La sensibilité est diminuée dans tout le côté droit, sans être
complétement abolie. M. D. sent lorsqu'on le pique

avec une épingle. Il est soumis pendant tout l'hiver à un traitement qui consiste dans l'emploi de pilules purgatives et de frictions stimulantes sur les parties paralysées.

Actuellement la sensibilité est presque normale. Le malade peut marcher en se servant d'une forte canne, la démarche est caractéristique, il traîne la jambe droite en fauchant le sol, en faisant subir au membre un mouvement de rotation assez prononcé, la pointe du pied touche le sol, ce qui gêne considérablement la marche. Le membre supérieur droit est inerte, il est soutenu par un fort ruban passé autour du cou. Les mouvements du membre supérieur sont très-bornés; le malade ne peut se servir de sa main, ce qui le contrarie fort. La parole est fortement embarrassée, et il faut prêter une attention soutenue pour le comprendre. La bouche est légèrement déviée, la langue est droite. Les fonctions digestives s'exécutent assez bien; l'appétit serait même trop développé. Il y a de la constipation. Rien du côté des voies urinaires. La face est congestionnée pendant les digestions; le caractère est devenu inquiet, facilement irritable.

Je soumets M. D. à l'usage de l'eau thermale de Balaruc (source ancienne) jusqu'à effet purgatif. La dose d'eau ingérée ne dépasse pas cinq verres tous les matins, à jeun. M. D. prend tous les jours un bain d'une durée de trois quarts d'heure, à une température de 34° centigrades; l'après-midi, un bain de jambe de 10 minutes de durée, à une température de 40° centigrades. Je prescris dans la journée plusieurs garga-

11

rismes avec l'eau minérale ; j'engage M. D. à faire
quelques promenades dans le parc , à l'abri du soleil,
et à manger peu à ses repas , surtout à celui du
soir.

A la suite de ce traitement, subi pendant vingt-cinq
jours environ, avec des interruptions d'un jour toute
les semaines , la marche est bien plus facile ; le mouvement de rotation imprimé au membre inférieur est
bien moindre ; la pointe du pied accroche moins le
sol ; il marche en s'appuyant sur sa canne , sans avoir
besoin de son domestique ; il se sent plus solide sur
les jambes. Le bras est moins inerte ; le malade peut
même soulever légèrement le membre , et il peut imprimer de légers mouvements de flexion aux doigts. Il
n'y a plus de céphalalgie, les digestions sont moins
pénibles, et l'on ne voit plus ces congestions céphaliques
qui les accompagnaient, la constipation est vaincue. En
un mot, on constate une amélioration sensible dans l'état
général, le caractère devient plus gai , plus riant ,
M. D. est moins irascible ; les mouvements deviennent plus faciles dans les membres. La parole semble
moins embarrassée ; la paralysie des muscles de la
face paraît aussi céder. M. D. part enchanté de sa cure,
et se propose de revenir au printemps de 1877 ; nul
doute que s'il revient au mois de septembre , comme
je le lui propose, l'amélioration que je constate aujour-
d'hui sera bien plus sensible.

OBSERVATION II.

Paralysie et atrophie musculaires suites d'intoxi-cation saturnine. — Edmond B., peintre en bâtiments, âgé de 43 ans, a eu, à plusieurs reprises, des coliques saturnines. La dernière atteinte remonte à quatre ans environ. Elle était caractérisée par une violente douleur abdominale exaspérée à la moindre pression, le ventre était plutôt rétracté sur lui-même que ballonné, il y avait alors une constipation opiniâtre. Le malade fut soumis à un traitement rationnel ; les douleurs disparurent, et il put reprendre son ancien métier. Depuis cette époque, il se plaint d'une faiblesse allant toujours en augmentant dans les membres inférieurs, surtout dans les parties antérieures des cuisses et des jambes ; il ne peut rester quelque temps debout sans que ses membres inférieurs soient pris d'un léger tremblement. Les mêmes phénomènes morbides ont apparu dans les membres supérieurs, dans le courant de l'année 1875, et voici l'état dans lequel je le trouve le 19 mai 1876. La face est maigre, jaunâtre, présentant un teint cachectique, les fonctions digestives sont lentes, paresseuses, il y a un peu de susceptibilité du côté des intestins, avec constipation qui dure quatre à cinq jours. La marche est assez facile, cependant elle est accompagnée de légers tremblements ; la sensibilité est conservée dans les membres inférieurs, seulement le malade fait bien attention où il pose les pieds, il a toujours peur de se

laisser tomber, ce qui prouve bien un certain degré
de faiblesse ; il a cependant la notion de la solidité du
sol. Dans les membres supérieurs il n'y a, à proprement parler, aucun trouble de la sensibilité, quelques
douleurs erratiques cependant se font sentir d'une
manière intermittente aux coudes et aux épaules. Les
mains sont dans la flexion, la gauche est plus fléchie
que la droite, et il lui est bien difficile de la redresser,
tandis qu'il peut étendre plus facilement la main droite.
Les mêmes phénomènes de paralysie se manifestent
aux bras, mais à un degré bien moins grand. Le
tout est, enfin, accompagné d'un peu d'atrophie du
membre en général, surtout du côté gauche.

Je prescris l'usage de l'eau de Balaruc (source
ancienne) à dose purgative; le malade en prend au
maximum 6 verres, et la constipation est vaincue. Je
prescris en même temps un bain de piscine à prendre
le matin (34° centigrades) et une douche générale
dans l'après-midi. Ce traitement est suivi pendant
20 jours. Le malade se sent plus solide sur les jambes,
sa marche est plus sûre, il peut même marcher sans
regarder le sol; les tremblements paraissent être
moins fréquents. Les douleurs du ventre n'ont plus
reparu. Il n'y a pas un bien grand changement dans
l'état des membres supérieurs; cependant l'avant-bras
paraît s'étendre un peu plus sur le bras et la main sur
l'avant-bras, surtout du côté droit.

Le malade revient au mois de septembre, son état
général est satisfaisant, l'amélioration survenue pendant la saison précédente dans les membres inférieurs

et dans le membre supérieur droit ne s'est pas démentie.
Je le soumets encore à l'usage interne de l'eau minérale, il en prend 3 ou 4 verres par jour ; la constipation
a définitivement cédé. Je fais alterner l'usage des
boues minérales avec les bains de piscine suivis de
douches générales. Au bout de 20 jours de traitement,
le malade part dans un état très-sensiblement amélioré ; l'état général est très-satisfaisant : plus de
symptômes de cachexie, ni de coliques, ni de troubles des fonctions digestives. La marche est normale.
Les mouvements du bras droit sont presque rétablis,
et l'amaigrissement a disparu de ce côté. Tous les
symptômes ont diminué du côté gauche. Nul doute
que cette année, 1877, si le malade passe deux nouvelles saisons auprès de nos eaux, nous n'arrivions à
une guérison complète.

OBSERVATION III.

Paraplégie traumatique. — P. B., célibataire,
âgé de 23 ans, domicilié à Agde, entre à l'hôpital de
Balaruc pour la première fois, le 16 mai 1876. Aucun
antécédent morbide à signaler dans sa famille. Il présente cependant les attributs de la diathèse strumeuse,
dont les symptômes ont été assez légers depuis sa
naissance.

En 1870, en conduisant sa charrette, il fut renversé
par un coup de timon qu'il reçut dans les reins. Il y
eut une forte contusion sans plaie. Malgré la douleur
occasionnée par la violence du coup, il put se relever

et continuer son travail pendant toute la journée.
Le lendemain matin il ne put cependant se lever et
se plaignit alors de vives douleurs dans la région
lombaire. Il resta ainsi pendant trois mois au lit,
éprouvant une grande faiblesse dans les membres inférieurs et dans le bas du dos, chaque fois qu'il voulait
essayer de se lever. Pour tout traitement, il se con-
tenta de faire des frictions sur les points douloureux.
Dans le courant du mois de juillet de cette année, il
put se lever, il voulut se livrer à ses occupations habituelles, mais ce fut en vain; il ressentit toujours de la
faiblesse dans les membres inférieurs. Il se rendit aux
bains de mer. Au retour, il reprit son travail, qu'il ne
put faire sans éprouver de la douleur dans les reins,
et il s'aperçut que la faiblesse des membres inférieurs
allait en augmentant. Apparurent alors des fourmillements dans les cuisses et les jambes, et le tout accompagné d'une sensation de froid difficile à faire disparaître. La sensibilité diminua notablement. Étant
couché, il pouvait encore remuer les jambes, les
soulever un peu et même imprimer quelques légers
mouvements aux doigts des pieds. Les fonctions digestives étaient normales, il y avait cependant de la constipation, qui durait habituellement huit jours. Il n'avait
des garde-robes qu'à la suite de laxatifs ou de lavements.
Rien du côté de la vessie. Les douleurs avaient cessé
de se faire sentir, lorsque cinq mois après le début de
l'accident, un abcès se manifesta au niveau de la région
lombaire. Cet abcès s'ouvrit spontanément au bout d'un
mois et donna issue à une très-grande quantité de pus

très-liquide pendant cinq mois environ. Il n'est point sorti d'esquilles, d'après le malade; la cicatrice se fit très-lentement. Sa coloration aujourd'hui encore est violacée, et rappelle les cicatrices scrofuleuses. Deux mois après la cicatrisation de cet abcès, il s'en montra un second dans le pli de l'aine du côté gauche, qui se perça spontanément au bout de quinze jours, en donnant issue à du pus très-liquide. La cicatrisation de cet abcès n'est pas encore complète aujourd'hui 18 mai 1876, c'est-à-dire près de six ans après le début de la maladie. L'aspect en est blafard, le pus est séreux et peu abondant. Avant de venir à Balaruc, on fit une application de 8 cautères, le long de la colonne vertébrale.

Aujourd'hui 18 mai, l'état général paraît satisfaisant; les fonctions respiratoires et digestives sont normales, sauf un peu de constipation. Le malade est constamment couché; les membres inférieurs ne peuvent le supporter; les jambes se ployent sur le jarret s'il veut se maintenir debout, les talons venant se mettre en contact avec la partie postérieure des cuisses. La sensibilité est revenue, et ne présente aucune anomalie lorsqu'on applique sur les membres inférieurs un corps chaud ou froid. Les mouvements volontaires sont impossibles; il ne peut soulever les membres inférieurs au-dessus du lit, ne peut changer de position; on est obligé, lorsqu'à la suite de contractions violentes et involontaires ils ont été déplacés, on est obligé, dis-je, de les remettre dans leur position normale, ce qu'il ne peut absolument pas faire. Les douleurs sont nulles. Le malade constate lui-même qu'il peut plus

facilement qu'autrefois réchauffer ses membres inférieurs, et qu'ils ne sont pas si susceptibles aux sensations du froid.

Je constate donc une paraplégie, suite de trauma-
tisme, sur un sujet entaché du vice scrofuleux. Je
prescris donc l'eau de Balaruc à l'intérieur jusqu'à
quatre verres par jour, et je soumets ce malade à un
bain de piscine, d'une durée de 20 minutes, la température de l'eau devant être à 34° centigrades, on
augmentera progressivement la durée de l'immersion
jusqu'à 45 minutes. Je ne crains pas de porter la dose
ingérée jusqu'à quatre verres, parce que je constate
que, sous l'influence de l'absence complète de mouvements, il y a engraissement, bouffissure du sujet, et
je désire avoir un effet laxatif pour m'opposer ainsi à
l'exagération de la production du tissu adipeux. Au
bout d'une dizaine de jours, le malade ressent quelques fourmillements et quelques douleurs modérées
tout le long du membre droit. L'apparition de ces douleurs est accompagnée de légers mouvements dans les
doigts du pied. Le malade commence également à pouvoir remuer en masse le membre de ce côté, sans pouvoir, cependant, plier la jambe sur la cuisse. Au
moment de son départ, qui a lieu le 13 juin, les mouvements sont plus accentués dans tout le membre droit.
En même temps les reins paraissent plus forts. Rien
du côté du membre inférieur gauche. Le malade revient
au mois d'août pour faire sa seconde saison, après
avoir pris plus de deux mois de repos. L'état général
est satisfaisant. Les grandes fonctions sont normales.

Les mouvements commencent à se bien exécuter dans tout le membre droit. Les abcès sont complétement cicatrisés. Nous prescrivons le traitement suivant : boisson, le matin, de deux à trois, et même quatre verres, qui sont très-bien supportés. Douche en pomme d'arrosoir de 10 minutes de durée. Bain général dans une baignoire, car le malade trouve que c'est un peu fatigant de rester assis dans la piscine. Au bout de huit jours de ce traitement, le malade ressent dans le membre inférieur gauche les mêmes douleurs qu'il a ressenties au mois de juin dernier dans les membres inférieurs du côté droit ; en même temps il peut imprimer quelques légers mouvements aux orteils du côté gauche. Il continue son traitement jusqu'au 12 septembre. Au moment de partir, le malade veut essayer un peu de se tenir sur ses jambes. Quelle n'est pas sa joie lorsqu'il peut rester debout devant son lit, en se tenant un peu avec les mains ; les jambes peuvent le soutenir. Les forces paraissent revenir, l'amélioration est notable.

OBSERVATION IV.

Hémiplégie gauche suite de trois congestions cérébrales. — M. P., riche négociant d'un département voisin, est sujet, depuis son jeune âge, à de violentes céphalalgies, qui apparaissent à la suite de la moindre fatigue ; il est d'un tempérament sanguin, sa constitution est bonne. N'a jamais été malade jusqu'à présent. Aucun antécédent morbide du côté du père

ou de la mère. Il a beaucoup voyagé , et a mené une
vie très-active jusqu'au moment où il s'est établi.
Depuis lors il mène une vie sédentaire. En revenant
de la campagne, vers la fin du mois d'août, après
être resté longtemps exposé aux ardeurs du soleil , il
rentra le soir, se plaignant d'un violent mal à la tête ,
et ne put prendre aucune nourriture. Au moment de
se mettre au lit , vers les 10 heures du soir, il fut
pris d'un vertige, à la suite duquel il perdit connaissance ; il revint à lui au bout de quelques instants sous
l'influence d'une application de sinapisme aux extrémités inférieures ; pendant la nuit il ne put goûter un
instant de repos , il fut très-agité ; le lendemain matin
il eut un nouveau vertige avec perte de connaissance ,
ces symptômes parurent plus graves ; il revint cependant à lui après quelques instants , mais il ressentit
alors une violente céphalalgie , des fourmillements et
des engourdissements le long des membres du côté
gauche. On appliqua des sangsues au rectum , et tout
sembla rentrer dans l'ordre. La journée et la nuit sui-
vantes se passèrent sans l'apparition de nouveaux
symptômes, cependant la céphalalgie étant toujours
très-intense , on appliqua des sinapismes sur les membres inférieurs. Le lendemain , dans l'après-midi , à la
suite d'une mauvaise nouvelle commerciale qui lui fut
communiquée sans qu'il s'y attendît , céphalalgie plus
intense , excitation générale plus marquée ; on allait
faire une nouvelle application de sangsues , lorsque le
malade perdit de nouveau connaissance. La bouche
était légèrement déviée , la respiration bruyante , et

les membres du côté gauche paraissaient être dans la résolution la plus complète avec persistance de la sensibilité. Le médecin traitant, prévenu à temps, pratique une saignée générale très-abondante, à la suite de laquelle le malade revient complétement à lui. La parole est un peu embarrassée, et la paralysie occupe tout le côté gauche. On continue pendant quelque temps le traitement antiphlogistique par de nouvelles applications de sangsues, et l'on fait un usage prolongé de pilules purgatives.

C'est vers la fin mai 1876, que M. P. vient à Balaruc se confier à mes soins. L'état général me paraît assez satisfaisant, la démarche est un peu embarrassée; M. P. traîne un peu la jambe gauche sans lui imprimer le mouvement de rotation caractéristique. Les mouvements dans le bras gauche sont limités, cependant il peut soulever ce membre jusqu'à lui donner une attitude horizontale. Il est vrai que, pour exécuter ce mouvement, M. P. est obligé de s'aider de l'action des muscles de l'épaule. Il peut imprimer de légers mouvements aux doigts. La sensibilité est normale dans les deux membres. M. P. ressent cependant de temps en temps des crampes et quelques fourmillements. La langue est un peu embarrassée, surtout lorsque le malade veut parler vite, ou bien lorsqu'il est animé par la discussion, les mots sont articulés avec un peu de difficulté. Les fonctions digestives sont bonnes; il y un peu de constipation. Je prescris l'eau de Balaruc (source ancienne) : 1° en boisson jusqu'à effet purgatif, le malade arrive progressivement jus-

qu'à six verres, pris tous les matins à jeun ; 2° un
bain général de trois-quarts d'heure de durée à
33° centigrades ; 3° un bain de jambe à 40° centigrades et d'un quart d'heure de durée, à prendre dans
l'après-midi. J'engage M. P., du reste comme tous
ceux qui peuvent le faire, à se promener après ce
bain local, pour fixer, par la chaleur entretenue par
l'exercice, les mouvements fluxionnaires sur les membres inférieurs. Ce traitement réussit à merveille.
Pendant tout le temps de son séjour à Balaruc,
M. P. n'a pas ressenti de maux de tête, les fourmillements qu'il ressentait dans les membres ont disparu.
Les fonctions digestives s'exécutent bien, il n'y a
plus de constipation. La langue reste encore un peu
embarrassée, mais bien moins cependant.

M. P. revient à Balaruc vers le milieu du mois de
septembre, satisfait de sa première saison, qui lui a
permis de passer sans dérangement aucun les mois de
juillet et d'août, surtout sans avoir eu de la céphalalgie. Je constate d'une manière générale que l'amélioration survenue dans le courant du mois de juin a persisté. Je prescris alors tous les matins cinq verres
d'eau minérale (source ancienne), qui ont un effet
purgatif certain chez notre malade ; pendant les dix
premiers jours du traitement je prescris alternative-
ment un bain général ou une douche, et le soir je
continue l'usage des bains de jambe.

Enfin, dans la dernière période de son séjour à
Balaruc, M. P. prend tous les matins une douche
générale, et l'après-midi un bain général suivi d'un

bain de jambe. En partant, la démarche de M. P. est presque normale, les mouvements sont presque tous revenus dans le membre supérieur ; plus de céphalalgie, ni de fourmillements, ni de crampes. La langue est légèrement embarrassée quand M. P. s'anime et veut parler vite. En un mot, l'amélioration dans l'état général et dans l'état local est considérable.

OBSERVATION V.

Entorse. — *Atrophie musculaire.* — C., âgé de 13 ans, d'un tempérament scrofuleux et d'une constitution frêle et délicate, a eu, dans son enfance, toutes les manifestations légères de la diathèse strumeuse: gourmes, engorgements ganglionnaires, etc., etc. Il y a trois ans, en s'amusant avec ses camarades, il fit une chute qui fut suivie d'une entorse de l'articulation tibio-tarsienne droite. Depuis lors, faiblesse dans tout le membre inférieur droit ; l'enfant ne peut pas courir sans se laisser plusieurs fois tomber. Les mouvements de l'articulation sont gênés, il ne peut sauter sur un seul pied sans se laisser choir ; lorsqu'il veut marcher vite, si l'enfant n'y prend garde, la pointe du pied est fortement tournée en dedans, tellement qu'elle vient embarrasser le pied gauche, ce qui amène fatalement de nombreuses chutes, souvent suivies de diastasis. En examinant le membre, on constate une laxité plus grande dans l'appareil tendineux avec un certain degré d'atrophie musculaire. Le malade est conduit à l'hôpital de Balaruc, pour la première fois, au commencement du mois de mai 1876. Je prescris tous les matins, à prendre par petites gorgées, jusqu'à concurrence d'un demi-verre, l'eau de Balaruc (source ancienne). Sur l'articulation malade et sur toute la jambe, je fais appliquer les boues minérales pendant trois quarts d'heure environ, et je fais suivre cette application de boues d'une douche générale, en ayant le soin de faire insister sur le membre et l'articulation malade; sous la douche, le baigneur pratique le massage. Sous l'influence de ce traitement, général et local en même temps, prolongé pendant 22 jours, l'état général devient meilleur, le teint est plus coloré, et il se manifeste un léger accroissement dans le volume des muscles de la région postérieure de la jambe malade. L'articulation paraît plus solide, et les chutes sont moins fréquentes. La marche est plus facile, l'enfant peut se soutenir sur un seul pied. J'ai l'occasion de voir ce malade dans l'intervalle des deux saisons balnéaires, et le mieux a persisté. J'engage, malgré cela, les parents à me l'envoyer dans le mois de septembre.

A cette époque, je prescris le même traitement; le mieux a persisté, et au bout de 20 jours de séjour à Balaruc, l'articulation paraît plus solide, l'enfant marche et court sans se jeter à terre; il peut mieux relever la pointe du pied et la porter directement en avant. Les muscles de la jambe ont bien certainement augmenté de volume.

Observation VI.

Engorgement ganglionnaire. — B., soldat en garnison dans un département voisin, vient à Balaruc le 18 du mois de mai 1876. Il présente, avec toutes les apparences d'une bonne constitution, tous les attributs du tempérament scrofuleux. Il est porteur d'un engorgement très-considérable de ganglions, qui forment autour du cou un véritable chapelet. L'engorgement ganglionnaire est accompagné d'un empâtement des parties environnantes si considérable, qu'il lui est impossible de boutonner sa tunique. Je prescris donc : eau de Balaruc (source ancienne) en boisson, à la dose de deux verres tous les matins, prise à jeun, par quart de verre, à un quart d'heure d'intervalle ; un bain général, précédé d'une application d'un cataplasme de boue minérale, maintenu pendant trois quarts d'heure sur les ganglions engorgés, en ayant le soin d'imbiber ces boues par l'eau thermale à sa température native, toutes les dix minutes. Au bout de quelques jours, voyant qu'il était utile de stimuler l'économie en général, les réactions vitales ne me paraissant pas bien énergiques chez notre malade, je prescrivis une douche générale en remplacement du bain de piscine. Au bout d'une vingtaine de jours de ce traitement, les ganglions avaient considérablement diminué de volume ; l'empâtement qui accompagnait cet engorgement avait complétement disparu, tellement que notre malade, en quittant l'hôpital, pouvait fermer complétement sa tunique sans en être le moins du monde incommodé. La santé générale paraissait excellente.

OBSERVATION VII.

Paraplégie à frigore. — P., garde champêtre, âgé de 52 ans, a toujours joui d'une bonne santé. Il y a quatre ans environ, après une journée de fatigue, pendant laquelle il resta longtemps exposé au soleil, il se mit sous un arbre pour se reposer. Le corps étant recouvert de sueur, il s'allongea dans un pré nouvellement fauché. Il ne tarda pas à s'endormir, et il resta ainsi pendant deux ou trois heures. Quand il se réveilla, il se sentit saisi par la fraîcheur ; en même temps, il se plaignit d'une violente douleur dans la région lombaire, s'irradiant en forme de ceinture, et rendant la marche très-pénible. Il put, enfin, rentrer chez lui, où il se coucha. Les douleurs persistèrent pendant une quinzaine de jours, en diminuant progressivement. Lorsqu'il voulut se lever pour reprendre ses occupations, il constata une grande faiblesse dans les membres inférieurs ; en même temps les fonctions urinaires se troublèrent tellement, qu'on fut obligé de sonder plusieurs fois le malade pour combattre la rétention d'urine dont il se plaignait. A la suite d'un traitement approprié, ces divers symptômes disparurent ; mais à partir de ce moment, il ressentit des fourmillements dans les deux jambes, il était plus facilement fatigué, et se plaignait d'avoir la même sensation que

s'il marchait sur un tapis. La sensibilité dans les
membres inférieurs diminua de jour en jour, et les
mouvements devinrent de plus en plus pénibles. Ces
phénomènes duraient encore lorsqu'il entra à l'hôpital
de Balaruc, dans le courant du mois de mai 1876.
L'état général paraissait alors satisfaisant, les fonctions générales s'exécutaient bien ; l'appétit était bon,
il y avait seulement de la constipation ; il était obligé
de se purger souvent, ou d'avoir recours aux lavements pour avoir des garde-robes. Il restait encore
quelque faiblesse dans les fonctions des voies urinaires. Il n'était pas maître des dernières gouttes
d'urine pendant la miction. A l'interrogatoire que je
lui fais subir, il me répond qu'il ressent encore des
douleurs dans la région lombaire, surtout quand on
explore la partie. Cette douleur paraît être exaspérée
par le contact des corps froids ; il ressent encore des
fourmillements dans les deux membres inférieurs, qui
ne peuvent pas le soutenir ; il y a quelques mouvements de flexion subite et involontaire, accompagnés
alors de fourmillements plus pénibles. Le malade a
toujours froid aux deux jambes, il est obligé de les
tenir presque constamment couvertes. La sensibilité
est un peu diminuée, et si on applique le compas de
Wéber sur la peau, il ne se rend pas un compte bien
exact du contact des deux pointes de l'instrument.
Les mouvements volontaires sont presque nuls. Lorsque, étant assis, il veut changer une jambe de place,
il est obligé de se servir de ses bras pour exécuter ce
changement ; il peut cependant imprimer de légers

12

mouvements aux doigts du piéd de chaque côté. Quand on le met debout, si on ne le tient pas vigoureusement, les genoux sont pliés par le poids du corps, et il ne se rend pas bien compte de la solidité du sol. Mes jambes sont en coton, me dit-il. D'après ce qui précède, je constate une paraplégie *à frigore*.

Je prescris donc un bain à température modérée de 34° centigrades, et j'engage le malade à séjourner dans la piscine pendant trois-quarts d'heure ; l'après-midi, je le soumets à une douche en pomme d'arrosoir, de cinq à dix minutes de durée, en ayant le soin d'en élever la température, lorsque l'eau est projetée sur les parties inférieures. J'engage le baigneur à ne point insister *loco dolenti*. En même temps je prescris tous les jours deux ou trois verres d'eau thermale (source ancienne), et j'augmente progressivement jusqu'à l'effet purgatif. Cet effet obtenu, je diminue pendant trois jours la quantité de l'eau ingérée, pour revenir à la même dose le quatrième, et ainsi de suite. Au bout de 17 jours de traitement, le malade, après avoir ressenti des douleurs plus vives dans les lombes et dans les membres paralysés, essaie de se tenir debout, en s'appuyant sur l'épaule du baigneur. Sa joie est très-grande quand il voit que ses jambes ne ployent plus sous le poids du corps. En même temps il constate qu'étant allongé, il peut imprimer quelques légers mouvements aux deux membres inférieurs, ils sont toutefois bornés. Je l'engage à revenir dans le mois de septembre pour faire une seconde saison.

Il revient, en effet, le 17 septembre 1876, son état

est bien amélioré, il ne ressent plus de douleurs, ni
dans les lombes, ni dans les membres inférieurs, n'a
plus ressenti de fourmillements ni de mouvements
convulsifs. La constipation est moins opiniâtre; les
fonctions urinaires sont presque normales. Il peut rester debout sans qu'on le tienne, en s'appuyant sur le
lit avec les mains.

Je prescris donc, le matin : eau thermale en boisson, deux à trois verres, bains de piscine de trois
quarts d'heures; et le soir : douche de dix minutes de
durée. L'amélioration persiste, plus de douleur ni de
fourmillements; le malade peut rester debout, il
essaie avec succès de faire quelques pas dans la cham-
bre, en donnant le bras à deux infirmiers. Il se sent
solide, les genoux ne ployent plus; il n'a plus la
sensation qui lui faisait supposer que le sol s'affaissait
sous son propre poids; la constipation est vaincue;
tout annonce une amélioration notable dans l'état général et dans la sensibilité et la motilité des membres
inférieurs.

Observation VIII.

*Engorgement péri-articulaire de nature diathé-
sique.* — M. L., âgé de 18 ans, habite Lyon avec
son père, qui est négociant dans cette ville. Il a présenté, pendant son enfance, les diverses manifestations
de la diathèse strumeuse : engorgement ganglionnaire
au cou; douleurs vives dans le genou gauche, avec
tuméfaction. Est resté longtemps en traitement : huile

de foie de morue, sirop de Portal, tisane de feuilles de noyer. Application de nombreuses pastilles de potasse autour de l'articulation, dont il présente encore les cicatrices. Depuis lors, difficulté dans la marche, à cause des douleurs qu'elle fait naître dans le genou gauche. Ces douleurs subissent l'influence des changements de temps. Les fonctions générales s'exécutent bien cependant. Il vient à Balaruc dans le courant du mois de juillet. Il présente bien tous les attributs du tempérament lymphatique et de la diathèse strumeuse ; il y a encore au cou, quand on cherche bien, quelques petites glandes engorgées qui roulent sous le doigt explorateur ; il constate encore quelquefois un léger suintement derrière les oreilles. Mais c'est surtout pour le genou qu'il vient à Balaruc.

Cette articulation est encore tuméfiée, mais elle n'est point chaude quand on la touche ; on n'y constate aucun changement de coloration, elle n'est douloureuse que lorsqu'on veut lui imprimer des mouvements de flexion et d'extension. Il n'y a aucun symptôme d'acuïté. Le membre est faible, en général, et la démarche est hésitante, précisément à cause des douleurs qu'elle fait naître quand le malade s'appuie sur le membre gauche. L'articulation paraît plus saillante, parce que le membre a subi un certain degré d'amaigrissement. Cependant, en prenant la mesure de la circonférence du genou des deux côtés, nous trouvons une augmentation de deux centimètres environ pour le côté malade et une diminution d'un centimètre et demi dans le volume du mollet, par rapport à celui du côté

sain. Les muscles me paraissent également plus flasques. On constate un empâtement particulier très-
manifeste ; il n'y a pas de liquide épanché dans l'articulation, ou du moins les pressions méthodiques exer-
cées sur la rotule n'en donnent pas la sensation ; la
seule que l'on perçoit, c'est celle d'un état fongueux
des tissus circonvoisins.

Nous avons donc affaire ici à un engorgement péri-
articulaire de nature diathésique. Je prescris donc :
eau thermale de Balaruc (source ancienne) à dose
peu élevée, un ou deux verres par jour, à prendre par
quart de verre, tous les matins, à jeun, comme tonique reconstituant. En même temps, je fais appliquer
tous les jours un cataplasme de boue minérale sur le
genou et la jambe du côté gauche, et je fais suivre
cette application d'une douche générale. Au bout de
quelques jours de traitement, une réaction évidente
apparaît : le genou est plus chaud, la coloration paraît plus rouge et les douleurs plus vives dans les
mouvements d'extension. Je recommande au malade
de ne pas marcher beaucoup. Je fais envelopper le
genou dans de la flanelle, pour l'isoler, le maintenir à
l'abri du contact du vent du Sud-Ouest, qui règne dans
ce moment. Je ne soumets le malade à l'application de
la boue que tous les deux jours ; je la fais suivre
d'un bain simple à température modérée ; les autres
jours, je continue l'usage de la douche générale et la
boisson. Les phénomènes de réaction sont ainsi main-
tenus dans de justes limites.

Après un mois de séjour et de traitement, le malade

quitte l'Établissement, et je constate une amélioration considérable dans sa démarche; il peut plus facilement appuyer le pied sans éprouver de vives douleurs. L'état fongueux des tissus péri-articulaires a disparu ; l'articulation du genou n'a plus cet aspect globuleux qu'elle avait dès le début du traitement; la rotule est plus saillante, elle n'est plus comprise dans les parties engorgées, elle paraît plus mobile. La tuméfaction articulaire a diminué quoiqu'il y ait encore une légère différence entre les deux genoux; cette différence n'est pas d'un centimètre. Le volume du mollet du côté malade a augmenté d'une manière très-sensible, la différence entre les deux côtés est peu considérable. Je dois dire que j'avais eu le soin de faire envelopper tout le membre inférieur dans un grand cataplasme de boue minérale, que l'on devait humecter avec l'eau de Balaruc additionnée d'eau mère.

Nul doute que si ce jeune homme vient, cette année, se soumettre de nouveau au même traitement par nos eaux thermales, nous n'obtenions une guérison complète. L'état général, au moment du départ de Balaruc, était très-satisfaisant.

OBSERVATION IX.

Ataxie locomotrice progressive. — Anémie. — M. C., banquier dans le département de la Charente-Inférieure, a commencé à éprouver, il y a trois ans, les symptômes qui le conduisent à Balaruc. Le début

de la maladie a été assez insidieux. Il y a quelques
années, sous l'influence de chagrins de famille et de
pertes d'argent, M. C. tomba dans un état d'affaiblissement tel, que sa famille et ses amis en eurent de
grandes inquiétudes. Il ne mangeait plus, digérait
difficilement, maigrissait constamment; aussi cède-t-il
son cabinet pour aller habiter Paris et s'y faire traiter.
Pendant ce temps, M. C. s'aperçoit que les jambes
deviennent de plus en plus faibles; à la moindre marche il était très-fatigué et craignait toujours que, la
faiblesse augmentant, elles ne pussent plus le soutenir. Il est surpris, un jour, par la pluie, et il la
supporte pendant un bon moment sur le dos; il rentre
chez lui et se plaint, quelques jours après, d'une violente douleur dans la région lombaire; cette douleur
lui fait tout le tour de la taille en forme de ceinture,
et le resserre au point, dit-il, de gêner la respiration.
En même temps la faiblesse des jambes augmente et
se complique de douleurs fulgurantes, d'abord assez
éloignées les unes des autres, mais qui finissent par
devenir plus fréquentes; enfin, tremblement dans les
membres inférieurs, surtout après la marche; la sensibilité de ces parties diminue tellement, qu'il semble
à M. C., lorsqu'il est debout, qu'il se trouve sur un
terrain détrempé, dans lequel il s'enfonce.

Je le vois, pour la première fois, à Balaruc, vers la
fin de juillet, et voici ce que je constate: l'état général de M. C. ne me paraît pas satisfaisant; le teint est
pâle, décoloré; il y a un certain degré d'émaciation;
il est découragé. Les sens sont intacts. Les fonctions

digestives lentes, paresseuses; il y a de la constipation. La miction se fait bien, et même sans que le
malade soit obligé de porter la vue sur le jet d'urine,
pour être certain de l'expulsion. Lorsque M. C. veut
se lever de dessus son siége sans faire de grands efforts, il est obligé de s'appuyer sur les bras du fauteuil, de prendre à une ou deux reprises l'élan pour
se mettre debout; c'est alors qu'il ressent la douleur
en ceinture dont j'ai déjà parlé; une fois qu'il est debout, il n'y a que le premier pas qui est fait d'une
manière presque inconsciente; on dirait qu'il est la
conséquence de l'élan pris pour se soulever. Quand
M. C. marche, il projette légèrement les deux pieds,
il regarde le sol; il peut faire, cependant, quelques
pas en regardant en face de lui, mais sitôt qu'il est
seul, il fixe ses pieds. Il n'y a aucun trouble dans les
membres supérieurs. Malgré ces divers troubles de la
motilité dans les membres inférieurs, il m'est facile
de m'assurer que la contractilité musculaire est intacte.
Je cherche à résister aux mouvements d'entension qu'il
imprime à la jambe gauche, et c'est avec beaucoup de
difficulté que je résiste. Nous ne voyons pas ici tous
les symptômes complets de l'ataxie locomotrice confir-
mée; nous en constatons seulement le principal, le
défaut de coordination dans les mouvements des membres inférieurs. Ce qui me frappe surtout quand je veux
prescrire le traitement, c'est le degré d'anémie très-
prononcé que je constate chez M. C., et voici comment
je l'institue:

Je prescris, tous les matins, eau thermale de Ba-

laruc (source ancienne) en boisson, par quart de verre
jusqu'à concurrence de deux verres. J'ai le soin, tous
les cinq jours environ, d'en augmenter la dose ce jour-là
pour avoir un effet purgatif, espérant ainsi obtenir
un effet révulsif sur le tube digestif, dont je cherche
également à régulariser les fonctions. Un bain général
à température modérée, 33° centigrades, de 20 minutes pour commencer, et aller progressivement en
augmentant la durée, qui ne dépasse pas, en général,
40 minutes. Un bain de jambe toutes les après-midi,
à 40° centigrades, comme révulsif et en même temps
tonique sur les membres inférieurs, dont j'espère régulariser les fonctions musculaires. A la suite de ce traitement tonique, légèrement laxatif et révulsif, l'état
général est bien meilleur, l'appétit devient bon, les
digestions se font bien, le teint devient plus frais, et
la teinte blafarde fait place à une coloration un peu
plus animée. Les douleurs fulgurantes et les douleurs
lombaires ont diminué d'intensité et de fréquence;
M. C. se sent plus solide sur les jambes, il n'a plus
la sensation de mollesse du sol. On peut dire qu'il y a
une amélioration notable dans l'état général; l'état
local laisse encore à désirer, mais le tremblement des
membres inférieurs a bien diminué, et nul doute que
si rien ne vient compliquer l'état morbide, M. C. ne
retrouve la santé après avoir fait plusieurs saisons à
Balaruc.

Je pourrais multiplier le nombre de mes observations,
en publiant toutes celles que j'ai pu recueillir, soit dans

ma clientèle à l'établissement thermal , soit dans les services d'hommes , de femmes et de militaires de l'hôpital. Je me propose plus tard de faire paraître un travail de statistique portant sur tous les malades traités auprès de cette station hydrominérale. Pour aujourd'hui, mon but est d'attirer l'attention de mes confrères sur la station thermale de Balaruc , de leur rappeler les actions physiologique et thérapeutique de cette eau minérale , et surtout de mettre en regard les diverses affections morbides dans lesquelles leur indication thérapeutique est formelle.

CONCLUSIONS.

I.

Par sa minéralisation, l'eau thermale de Balaruc doit être mise au nombre des eaux *chlorurées sodiques*. Par sa richesse en principes actifs, on peut la considérer comme une des plus énergiques de cette classe. Elle est *magnésienne et cuivreuse*.

II.

Son action physiologique est générale, elle se fait sentir sur la peau, les muqueuses, le sang, les nerfs. Ses effets varient d'après les moyens balnéothérapiques employés. Elle est prise en boisson, en bains généraux et locaux, en douches externes et internes, générales et locales; en boue minérale.

III.

Les effets thérapeutiques de l'eau thermale de Balaruc varient d'après les doses employées : à petite dose, elle est *tonique et reconstituante*. Elle est *purgative, stimulante,* à dose plus élevée. Elle est, enfin, *résolutive* par la suractivité vitale qu'elle fait naître dans les tissus, et qui se manifeste par une suractivité fonctionnelle dans les organes.

IV.

Elle est employée avec succès contre les *paralysies en général*, qu'elles soient la conséquence d'une lésion organique des centres nerveux, ou qu'elles soient sous la dépendance d'une diathèse : *rhumatisme, syphilis*, ou d'un état morbide : *chlorose, scorbut*. Son usage est encore indiqué dans toutes *les maladies des centres nerveux* caractérisées par les troubles de l'innervation, tels que *l'ataxie locomotrice* et *l'atrophie musculaire progressive*, contre *la diathèse scrofuleuse*, quelle qu'en soit la manifestation. Elles peuvent être employées pures ou associées aux eaux mères des salines environnantes.

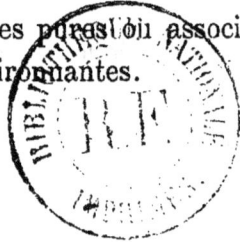

FIN.

TABLE DES MATIÈRES.

ON TROUVE A LA LIBRAIRIE COULET :

BERTIN (Eug.). Étude clinique de l'emploi et des effets du bain d'air comprimé dans le traitement des maladies de poitrine, notamment dans le catarrhe chronique, l'asthme et la phthisie pulmonaire, selon les procédés médico-pneumatiques ou d'atmosphérie de M. Émile Tabarié; par M. Eugène Bertin, directeur de l'Établissement médico-pneumatique de Montpellier, professeur-agrégé à la Faculté de médecine, etc. 2e édition, revue et augmentée, avec une planche. Montpellier, 1 vol. in-8° de 750 pages.   7 fr. 50

BERTIN (É.). De l'Embolie, son étude critique; par E. Bertin, professeur-agrégé à la Faculté de médecine de Montpellier. 1 vol. in-8° de 500 pages.   8 fr.

— Étude physiologique de la Glucoserie, embrassant l'histoire, les causes, la nature et le traitement de ce symptôme morbide. In-4° de 80 pages, 1866.   2 fr.

BOUISSON (F.). De la Bile, de ses variétés physiologiques, de ses altérations morbides. Montpellier, 1843. 312 pages, avec 3 planches. Épuisé.   6 fr.

— Traité de la méthode anesthésique appliquée à la chirurgie et aux différentes branches de l'art de guérir; par le docteur E.-F. Bouisson, professeur à la Faculté de médecine de Montpellier, chirurgien en chef de l'Hôtel-Dieu Saint-Éloi, etc. Paris, 1850, in-8° de 560 pages.   7 fr. 50

— Tribut à la chirurgie, ou Mémoires sur divers sujets de cette science; par E.-F. Bouisson, professeur de clinique chirurgicale à la Faculté de médecine de Montpellier, officier de la Légion d'honneur, chirurgien en chef de l'hôpital civil et militaire Saint-Éloi. Montpellier, 1858 à 1861. 2 vol. in-4°, avec planches.   30 fr.

CAZALIS de FONDOUCE (P.). Recherches sur la géologie de l'Égypte, d'après les travaux les plus récents, notamment ceux de M. Figary-Bey, et le canal maritime de Suez. Montpellier, 1868, in-8°, de 93 pages.   3 fr.

— Derniers temps de l'âge de la pierre polie dans l'Aveyron. La grotte sépulcrale de Saint-Jean-d'Alcas et les dolmens de Pilande et des Costes. Montpellier, 1867, in-8°, de 84 pages, avec 4 planches. Mémoire honoré d'une Médaille de vermeil par l'Académie impériale des sciences, inscriptions et belles-lettres de Toulouse.   4 fr.

— Les temps préhistoriques dans le Sud-Est de la France. 1re partie. 1 vol. in-4°, avec 14 planches. 1873.   15 fr.

— 2e partie. Allées couvertes de la Provence. 1 vol. in-4°, avec 5 planches. 1873.   5 fr.

www.ingramcontent.com/pod-product-compliance
Lightning Source LLC
Chambersburg PA
CBHW060548210326
41519CB00014B/3397